Amira Kikly
Sabra Jaâfoura

Tratamento de lesões cariosas precoces

AF535341

Amira Kikly
Sabra Jaâfoura

Tratamento de lesões cariosas precoces

Tratamento de lesões cariosas precoces : Abordagem minimamente invasiva

ScienciaScripts

Imprint
Any brand names and product names mentioned in this book are subject to trademark, brand or patent protection and are trademarks or registered trademarks of their respective holders. The use of brand names, product names, common names, trade names, product descriptions etc. even without a particular marking in this work is in no way to be construed to mean that such names may be regarded as unrestricted in respect of trademark and brand protection legislation and could thus be used by anyone.

Cover image: www.ingimage.com

This book is a translation from the original published under ISBN 978-620-6-71282-4.

Publisher:
Sciencia Scripts
is a trademark of
Dodo Books Indian Ocean Ltd. and OmniScriptum S.R.L publishing group

120 High Road, East Finchley, London, N2 9ED, United Kingdom
Str. Armeneasca 28/1, office 1, Chisinau MD-2012, Republic of Moldova, Europe
Printed at: see last page
ISBN: 978-620-7-71418-6

Copyright © Amira Kikly, Sabra Jaâfoura
Copyright © 2024 Dodo Books Indian Ocean Ltd. and OmniScriptum S.R.L publishing group

Tratamento de lesões cariosas precoces : Abordagem minimamente invasiva

Índice

Introdução

Nas últimas décadas, a gestão das lesões de cárie em medicina dentária evoluiu de uma medicina dentária invasiva para uma medicina dentária microinvasiva, que se esforça por manter o órgão dentário na boca o máximo de tempo possível, à custa de uma intervenção cirúrgica mínima e de uma prevenção máxima e constante para os pacientes.

Tradicionalmente, a cárie era vista como uma lesão que tinha de ser tratada cirurgicamente, erradicando as estruturas dentárias desmineralizadas e substituindo-as por um material inerte que, supostamente, devolveria ao dente o seu aspeto original. No entanto, este tipo de tratamento curava os sinais e sintomas da doença cárie e restaurava a forma, a função e a estética dos dentes, mas não impedia de forma alguma o desenvolvimento de novas lesões de cárie. Consequentemente, não proporcionava qualquer melhoria na saúde oral do paciente. Hoje em dia, a medicina dentária micro-invasiva reúne técnicas mais económicas que impõem um modelo terapêutico baseado na prevenção e na aplicação de tratamentos menos mutilantes graças ao diagnóstico precoce das lesões através de técnicas inovadoras.

O objetivo deste tipo de medicina dentária é retardar uma cascata de tratamentos que serão responsáveis por grandes sacrifícios teciduIares, com perda de vitalidade pulpar e necessidade de próteses dentárias dispendiosas.

Na primeira parte deste artigo, descreveremos os vários elementos envolvidos no diagnóstico de lesões cariosas na sua fase inicial no tratamento não operatório da cárie.

A segunda parte deste trabalho apresentará as diferentes formas de gestão de lesões cariosas incipientes com base no conceito de medicina dentária microinvasiva.

Classificação das lesões cariosas

1. Classificação histórica de Black

Esta é a primeira classificação de lesões cariosas em superfícies dentárias expostas, proposta por Greene Vardiman Black no início do século XX. Um século mais tarde, este sistema continua a ser utilizado pela maioria dos profissionais.

Trata-se de uma classificação estritamente topográfica das lesões cariosas (figura 1):

- **Classe I:** Cárie de fissura e de haste. Esta classe inclui todas as cavidades de cárie localizadas nas depressões anatómicas de todos os dentes:
  - Os sulcos oclusais dos molares e pré-molares,
  - A fossa vestibular dos molares inferiores,
  - A fossa palatina dos molares superiores,
  - O cíngulo dos dentes anteriores.
- **Classe II:** Cáries proximais de molares e pré-molares.
- **Classe III:** Cárie proximal dos incisivos e caninos sem afetar os bordos (ou ângulos) incisais.
- **Classe IV:** Cárie proximal dos incisivos e caninos com envolvimento dos bordos incisais.
- **Classe V:** cárie dentária cervical: trata-se de uma lesão cariosa localizada no terço cervical.
- **Classe VI:** cárie dos bordos incisais e das pontas das cúspides.

Este sistema de fácil memorização baseia-se na abordagem cirúrgica do tratamento e não tem em conta a gravidade ou a extensão das lesões [45].

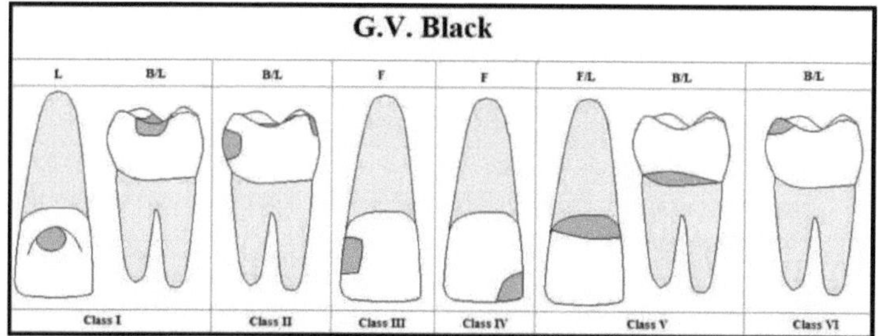

Figura 1: Identificação da classificação das lesões cariosas de acordo com a sua localização [95]

2. Classificação visual do ICDAS

Trata-se de um sistema de deteção de cáries, baseado em critérios visuais racionalizados sob a forma de um sistema codificado: ICDAS (International Caries Detection And Assessement System) (Figura 2).

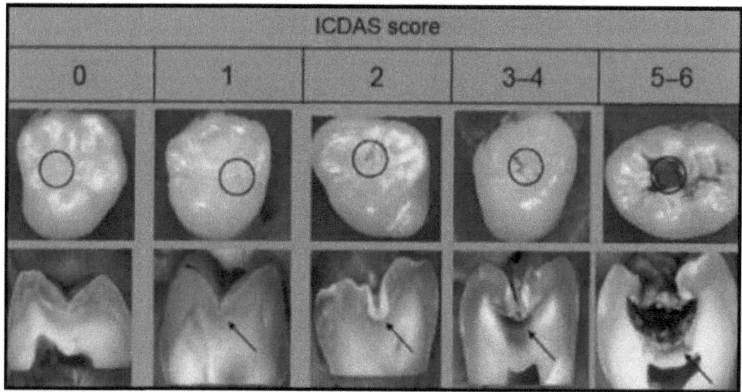

[71]Figura 2: Códigos visuais clínicos do ICDAS, de acordo com a extensão histológica das lesões cariosasioni]

Desde 2005, existe uma segunda versão deste sistema, o "ICDAS II", que diz respeito às lesões das superfícies lisas e oclusais. Esta versão é apresentada na Tabela I [8].

[8]Quadro I: Classificação ICDAS II [ ]

Código	Sistema de deteção ICDAS II

0.	Superfície dentária saudável
1.	Primeira alteração visual do esmalte 1w (mancha branca) ou 1 b (mancha castanha)
2.	Alteração visual distinta do esmalte 2w (branco) ou 2b (castanho)
3.	Fratura localizada do esmalte devido a cárie, sem exposição visível da dentina ou transparência sombreada devido a dentina cariada subjacente (sombra subjacente)
4.	Sombras escuras da dentina cariada subjacente com ou sem fratura localizada do esmalte
5.	Cavidade distinta com dentina visível
6	Cavidade distinta alargada à dentina visível

[71]]A caraterística essencial do ICDAS é a subdivisão das fases do continuum da cárie dentária num número variável de categorias discretas e previsíveis, dependendo da extensão histológica da lesão cariosa [.

3. Classificação por atividade

Em 2009, Lasfargues e Colon propuseram uma avaliação do grau de atividade de uma lesão isolada, atribuindo-lhe uma pontuação baseada em parâmetros clínicos, previamente definidos por Erkstanden 2002:

- o aspeto visual;
- se a lesão está localizada numa zona favorável ou desfavorável;
- acumulação de placa bacteriana ;
- perceção tátil ;
- o estado da gengiva marginal.

As pontuações de cada parâmetro são somadas. [46]Se a pontuação total for superior a 7, a lesão é considerada ativa, enquanto que se a pontuação total for inferior ou igual a 7, a lesão é considerada inativa (Tabela II)[ ].

[46]Tabela IIzAvaliação do grau de atividade de uma lesão cariosa isolada!]

Parâmetro de atividade	Grau de gravidade	Pontuação
Aspeto visual	Estado de saúde	0

	Opacidade (após secagem) Mancha castanha (após secagem) Opacidade (sem secagem) Mancha castanha (sem secagem) Sombra cinzenta sublinhada Perda de integridade da superfície Cavidade punctiforme Cavidade extensa	1A 1B 2A 2B 3 4 5 6
Acumulação de placa bacteriana	Áreas inadequadas Zonas favoráveis	0 6
Sensação na sondagem	Esmalte liso, dentina dura Esmalte rugoso, dentina mole	0 5
Sangramento gengival à sondagem	Sem hemorragia Hemorragia	0 3

É importante que o médico identifique a atividade das lesões para decidir o tratamento a realizar: as lesões pequenas e inactivas não requerem qualquer tratamento.

4. Classificação radiológica

Em 1998, Hintze et al. estabeleceram uma escala para avaliar as lesões proximais de acordo com a profundidade estimada na radiografia retro-coronária. [1]Esta escala é composta por 5 escores (Tabela III) [2].

[12]**Quadro III: Classificação de Hintze et al[ ]**

Pontuação 0	**Tecido saudável (sem radiolucência)**
Pontuação 1	Radiolucência que afecta a metade exterior do esmalte
Pontuação 2	Radiolucência que se estende à metade interna do esmalte
Pontuação 3	Radiolucência que atinge o terço exterior da dentina
Pontuação 4	Radiolucência que se estende aos dois terços internos da dentina

No entanto, este sistema de classificação é limitado pela dificuldade de correlacionar uma imagem radiológica com uma realidade histológica, o que pode induzir o médico em erro.

5. Classificação para fins terapêuticos

Trata-se de uma nova classificação das lesões de cárie, estabelecida por Mount e Hume em 1997 para compensar os princípios desactualizados de Black. É definida por três locais (Figura 3), correspondentes a áreas de retenção bacteriana da placa, e quatro estágios, determinados pela extensão da cárie.

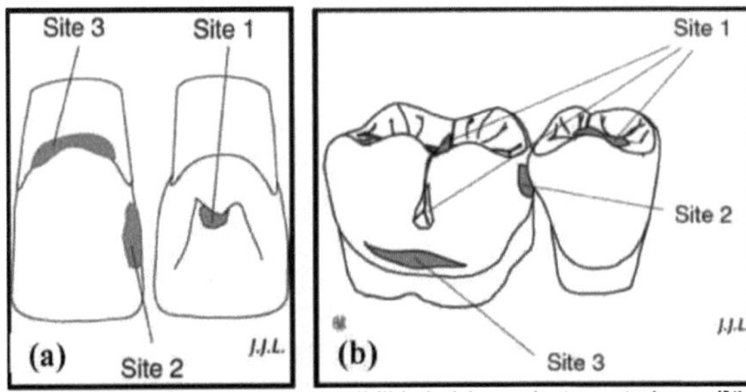

Figura 3: Diagrama dos locais de cariosusceptibilidade (a) nos dentes anteriores. [45](b) nos dentes posteriores[]

No entanto, esta classificação apenas inclui lesões cariosas que requerem intervenção cirúrgica. Por esta razão, Lasfargues et al. modificaram a classificação acrescentando um estádio 0, que corresponde a uma lesão que pode ser tratada de forma não invasiva, e apresentaram-na num conceito SISTA baseado em 3 princípios:

- princípio da economia de tecidos
- princípio da filiação
- princípio da bio-integração [45].

As lesões de cárie são identificadas e descritas nos quadros IV e V :

Tabela IV: Os diferentes locais da lesão cariosa [45]

Sítio 1	lesão oclusal: diz respeito aos cíngulos dos dentes anteriores e aos sulcos, fossas e covas dos dentes posteriores.

Sítio 2	lesão proximal que afecta as superfícies de contacto.
Sítio 3	lesão com origem no colo do útero, que pode ser amelanótica ou cementária.

Tabela V: As diferentes fases de desenvolvimento das lesões cariosas [45]

Fase 0	lesão inicial sem cavitação, estritamente amelitária, não necessitando de intervenção cirúrgica mas de tratamento preventivo não invasivo.
Fase 1	lesões com micro-cavitações superficiais que progrediram para o terço exterior da dentina e requerem um mínimo de tratamento de restauração para além do tratamento preventivo.
Fase 2	lesões cavitárias de tamanho moderado que progrediram para o terço médio da dentina sem enfraquecer as estruturas das cúspides e que requerem um procedimento de restauração mínimo para preencher a perda de substância.
Fase 3	Lesão cavitária extensa que progrediu para o terço interior da dentina ao ponto de enfraquecer as estruturas das cúspides e exigir cirurgia de restauração para preencher e reforçar as estruturas residuais.
Fase 4	uma lesão cavitária parapulpar que progrediu ao ponto de destruir parte das estruturas do cúspide e que requer uma cirurgia restauradora com cobertura coronária parcial ou total.

Atualmente, a cárie dentária já não é vista como um processo de destruição contínua e irreversível, mas como uma fase alternada de desmineralização e remineralização. Consequentemente, para poderem efetuar um tratamento adequado, os profissionais devem ter os meios para diagnosticar lesões de cárie incipientes (E1, E2, D1) numa fase inicial. (Figura 4).

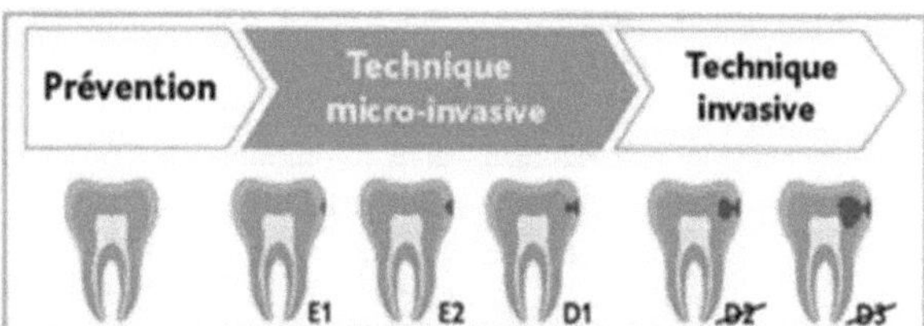

Figura 4: Tratamento adaptado à fase da lesão cariosa

E1: lesão do esmalte; E2: lesão cariosa que atinge a junção esmalte-dentina; D1: lesão cariosa que atinge o terço externo da dentina; D2: lesão cariosa que atinge o terço médio da dentina; D3: lesão cariosa que atinge o terço interno da dentina [76].

Diagnóstico de lesões iniciais de cárie

1. Métodos de diagnóstico tradicionais

Tradicionalmente, as lesões de cárie são detectadas através de uma combinação de três procedimentos básicos:

- inspeção visual,
- perceção tátil,
- radiografia.

1.1. Exame visual

De acordo com Ekstrand et al, a inspeção deve ser realizada em dentes limpos, limpos e secos, com boa luz e com a ajuda de um espelho.

[12]O seu objetivo é detetar qualquer opacidade, descoloração ou alteração da translucidez [ ]. No entanto, é um exame subjetivo que requer a utilização de critérios objectivos que permitam a vários profissionais interpretar a avaliação previamente estabelecida por outro profissional [19] e que foram definidos por Corteset al. (Quadro VI)[12].

[12]Quadro VI: Critérios utilizados durante o exame visual para diagnosticar a cárie[ ]

Pontuação	Critérios
0	Ausência ou ligeira alteração da translucidez do esmalte após secagem prolongada > 5s
1	Opacidade ou descoloração difícil de ver numa superfície molhada, mas claramente visível após a secagem
2	Opacidade ou descoloração claramente visíveis sem secagem
3	Presença de uma cavidade no esmalte opaco colorido e/ou descoloração acinzentada da dentina subjacente.
4	Cavidade no esmalte opaco ou descolorido expondo a dentina

1.2. Perceção tátil

1.2.1. Inquérito

A sondagem é utilizada para avaliar a consistência do tecido dentário.

A fiabilidade deste exame depende inteiramente da resistência sentida pelo profissional. Requer a utilização de sondas exploratórias, de diferentes formas e específicas para os locais examinados (Figura 5) [12].

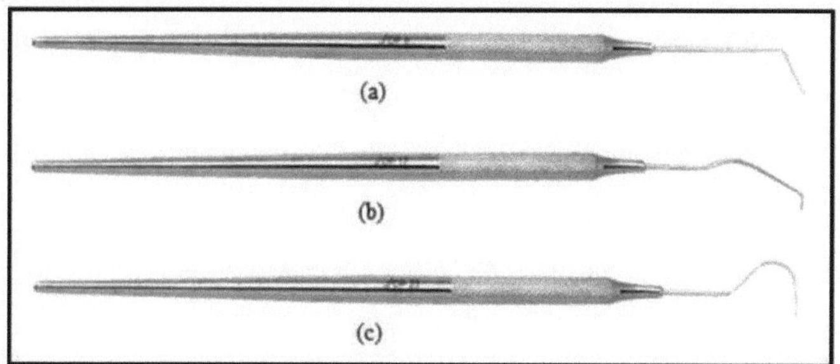

Figura 5: As principais sondas exploratórias: (a) Sonda número 6 (b) Sonda número 17 (c) Sonda número 23 [92]

No entanto, a sondagem não define o grau de atividade, a extensão ou os limites da lesão cariosa. [54]Esta falta de informação faz com que os profissionais corram o risco de efetuar um tratamento excessivo, removendo tecido saudável sem tentar primeiro um tratamento de remineralização.

Nos últimos anos, a sondagem tem sido posta em causa. [54]A pressão exercida durante uma sondagem rigorosa pode produzir traumatismos nas superfícies de esmalte correspondentes a lesões sub-superficiais, tornando a fissura mais suscetível à progressão da lesão.

[12]Além disso, promove o transporte bacteriano de um local para outro, permitindo a contaminação de locais saudáveis .

1.2.2. Fio dentário

A utilização do fio dentário, descrita por G.V. Black durante a sua investigação sobre cariologia e medicina dentária conservadora, permitirá a deteção de rugosidades associadas a lesões de cárie.

[88]Assim, ao pressionar o fio contra o dente seguido de movimentos verticais,

este entrará em contacto com a lesão do esmalte e desfiará.

A utilização deste método no século XIX e no início do século XX não permitia detetar lesões precoces ou lesões dentinárias. Isto explica o facto de as lesões proximais serem descobertas tardiamente e de forma pouco eficaz. [88]Por conseguinte, não pode ser correlacionado com os princípios da micro-dentisteria e da deteção precoce que se pretende atualmente.

1.3. Radiografia

[1]A precisão e a orientação do feixe incidente fazem da radiografia Retrocoronal ou Bitewingle a referência para a deteção precoce de lesões cariosas, particularmente nas superfícies proximais (Figura 6) [2].

No entanto, esta radiografia permanece limitada para lesões iniciais da mesa oclusal devido à sobreposição de uma grande espessura de tecido dentário nas zonas vestibular e lingual.

Por outro lado, é necessário atingir pelo menos 30% de desmineralização para que as lesões cariosas sejam detectáveis.[46]

[1]De acordo com Lussi, esta técnica tem uma sensibilidade de 45% por si só e de 49% quando combinada com o exame visual para lesões cariosas oclusais sem cavitação [2].

[12]Segundo Vaarkamp et al, ao nível proximal, a sensibilidade desta técnica situa-se entre 71% e 100%, e a especificidade entre 99% e 100% .

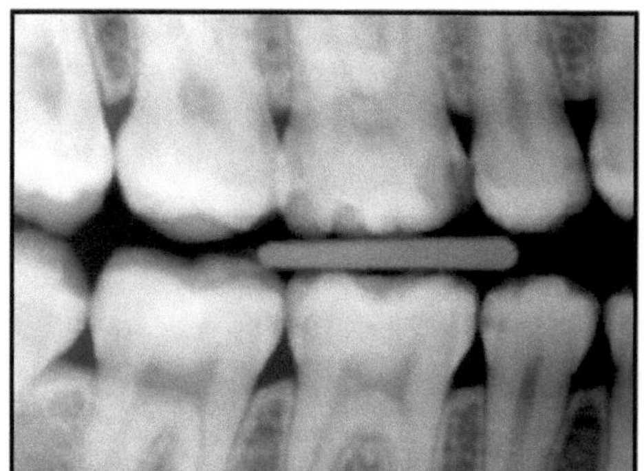

Figura 6: Radiografia de Bitewing mostrando: radiolucência com pontuação 1 ao nível mesial de 6 e 47, pontuação 2 ao nível mesial de 15, pontuação 3 ao nível distal de 46 e 45.[12]

[12]De acordo com Daudibertiers et al, a radiografia digital permite uma melhor visualização das lesões cariosas, aumentando o contraste, realçando os danos superficiais no esmalte e avaliando quantitativamente a densidade por radiometria .

[12]De acordo com Le Denmat et al, o contraste da imagem observada pode ser ajustado para revelar os detalhes anatómicos procurados pelo médico se estes estiverem contidos no intervalo dos níveis de cinzento mais altos ou mais baixos da imagem.

2. Métodos de diagnóstico recentes

2.1. Corantes : Reveladores de cáries

A possibilidade de corar a dentina cariada utilizando um corante vermelho-púrpura, fucsina básica a 0,5%, foi demonstrada na década de 1970.

[84]No entanto, suspeita-se que este corante seja carcinogénico, pelo que não pode ser utilizado para a deteção de cáries in vivo .

[84]A fucsina foi agora substituída por corantes à base de polipropilenoglicol que se ligam ao colagénio desnaturado presente na dentina infetada:

- Ácido vermelho 52 a 1% (vermelho alimentar 106 = ácido Rodamina

B) para o Kuraray Caries Detetor®.

- pigmentos azul-preto para Snoop® (Figura 7).

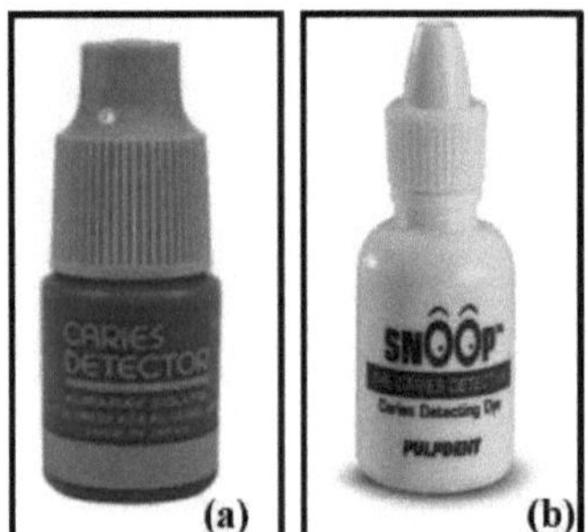

Figura 7: Apresentação das manchas de dentina: (a) Detetor de cáries Kuraray; (b) Snoop [92]

No entanto, estes corantes podem levar a uma interpretação incorrecta por parte do médico:

- a cor vermelha pode ser confundida com sangue proveniente da polpa.

- a coloração azul-preta pode ser confundida com a penetração de iões metálicos nos túbulos dentinários a partir de uma amálgama [84].

Os estudos de Demonet mostraram a penetração de *estreptococos mutans* e *lactobacilos para* além das zonas coráveis. [12]Vaarkamp *et al.* confirmaram o valor limitado destes corantes, devido à sua reduzida penetração na lesão inicial.

84Por conseguinte, quando se planeia um tratamento de remineralização, a utilização destes promotores de cárie deve ser evitada, dada a irreversibilidade da sua descoloração[ ].

1.1. Ajudas ópticas

1.1.1. Lupas e lupas à distância

1.1.1.1. A lupa

Este é o sistema ótico macroscópico mais simples.

É constituída por uma única lente convergente e um suporte (Figura 8). [52]Permite ampliações até x 2, mas exige distâncias de trabalho muito curtas, que não são facilmente compatíveis com o nosso exercício[ ].

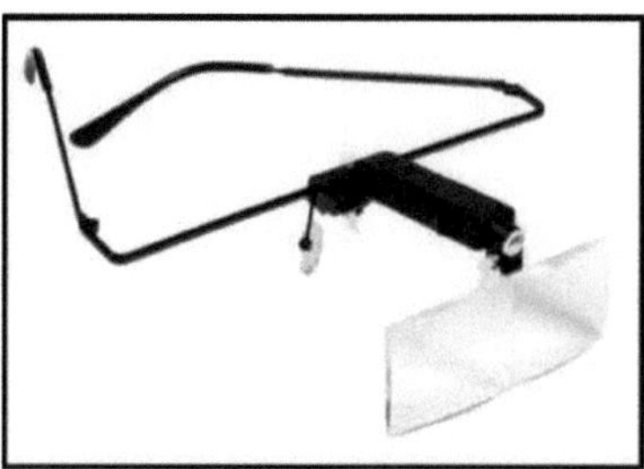

[62]Figura 8: Lupas de montagem lunettesi l

1.1.1.2. Lupas à distância

Trata-se de lupas combinadas com um telescópio, apresentadas como uma alternativa ao nosso problema. Proporcionam ampliações úteis entre 2,5x e 5x, consoante a distância focal fixa da objetiva. [52]Isto impõe uma profundidade de campo que diminui na proporção inversa da ampliação (quadro VII)[ ].

Quadro VII: Ampliação e profundidade de campo (MALLET, 2002) [52]

Ampliação	2,15 x	2,75 x	3,50 x	5x
Profundidade de campo (mm)	23	13.6	11	10.6

Existem dois tipos de suporte (Figura 9):

- Lupas à distância montadas no capacete: O capacete suporta uma lupa à distância, uma fonte de luz e uma fibra ótica ligada ao gerador de luz à distância.
- Lupas à distância montadas em óculos: tal como as lupas à distância montadas no capacete, estes óculos, com apoio para as orelhas e o

nariz, têm a vantagem de serem compactos e leves se não estiverem equipados com acessórios [33].

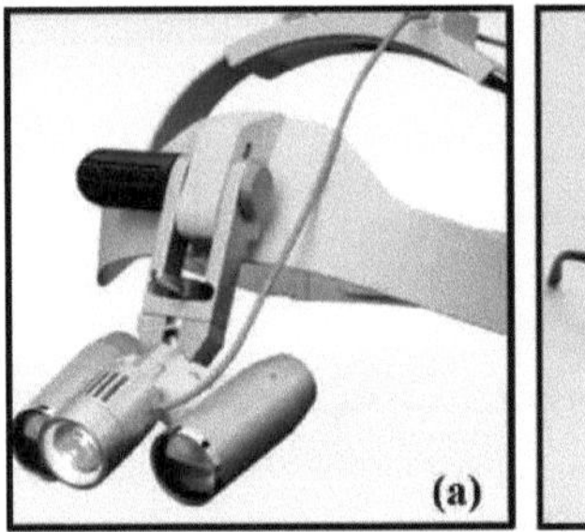

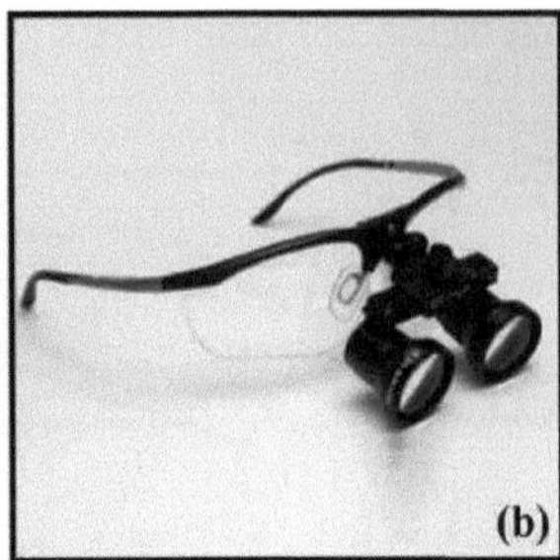

Figura 9: Televisores: (a)Televisores montados no capacete (b)Televisores montados nos óculos [52]

1.1.2. O microscópio operatório

[52]O princípio do microscópio operatório baseia-se na estereoscopia: ou seja, fornece uma imagem a cada olho utilizando a cabeça binocular e, em seguida, através da "fusão binocular", proporciona uma perceção do relevo.

O microscópio operatório (Figura 10) é composto por três partes:

- uma parte ótica,
- uma parte mecânica que inclui o braço e o suporte,
- uma fonte de luz.

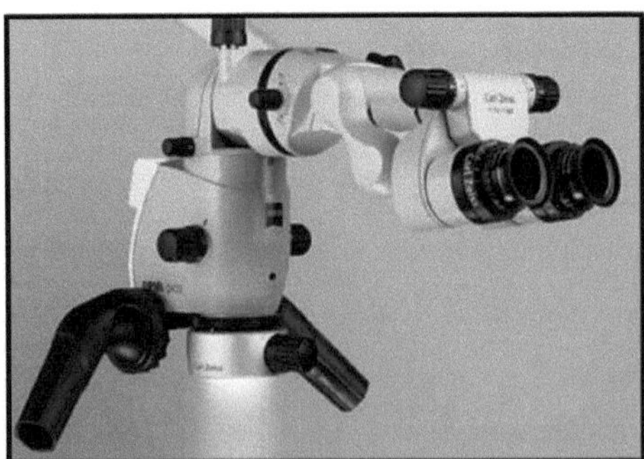

[52]Figura 10: O microscópio operatório]

O microscópio operatório tem uma profundidade de campo considerável em comparação com os auxílios visuais acima descritos. Esta profundidade é adaptada a uma distância de trabalho relativamente longa graças ao aumento do diâmetro da objetiva. [52]A ampliação total pode assim variar entre 4x e 40x, consoante as necessidades[ ].

2.3. Transiluminação por fibra ótica

2.3.1. Transiluminação por fibra ótica simples ou FOTI

[72]O sistema FOTI utiliza luz branca de alta intensidade, emitida pelas fibras de uma fonte de luz de halogéneo colocada ao nível das superfícies dentárias e, em particular, nas superfícies proximais [ ](Figura 11).

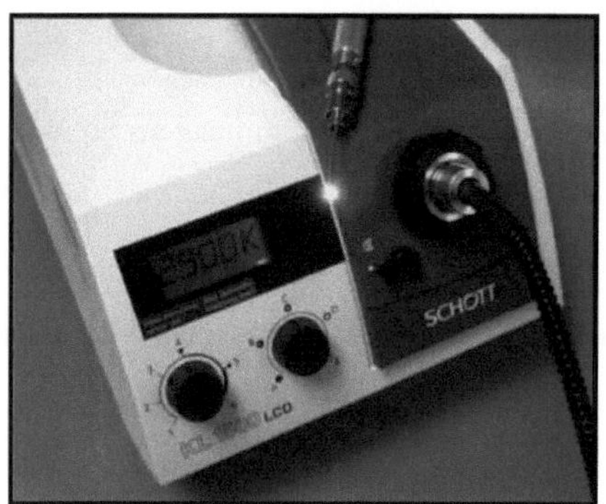

[72]Figura 11: O sistema FOTII I

A inspeção visual de lesões cariosas baseia-se no fenómeno de dispersão da luz: quando ocorre uma alteração estrutural no percurso da luz, esta provoca a difração da luz, que aparece como uma sombra no esmalte ou na dentina (Figura 12).

Deve ter o cuidado de evitar a interferência da luz ambiente e prestar atenção a restaurações como as resinas compostas, que alteram a dispersão da luz sem provocar cáries.

,[4]Consequentemente, o exame dependerá inteiramente do médico e da sua acuidade visual para detetar estas áreas de sombra [8].

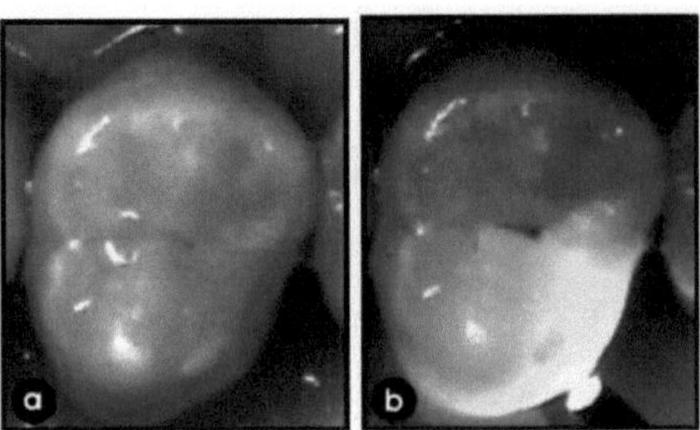

Figura 12: Utilização do sistema FOTI: (a) lesão não detectada. [72](b) deteção de cáries oclusais [ ]

2.3.2. Transiluminação por fibra ótica com imagem digital ou DIFOTI (Digital Fibre Optic Transillumination)

A DIFOTI melhora o sistema FOTI com imagens digitalizadas, permitindo que os dados sejam arquivados e acompanhados ao longo do tempo.

A transiluminação por fibra ótica foi combinada com uma câmara CCD (dispositivo de acoplamento de carga) diretamente integrada na peça de mão (Figura 13).

As imagens do dente obtidas pela câmara serão enviadas para o computador para análise. O sistema cria instantaneamente uma imagem digital de alta definição da superfície que está a ser analisada. [72]O profissional poderá estudar as imagens através do ecrã do computador do aparelho e procurar variações de contraste, ajudando assim a reduzir consideravelmente a grande variabilidade intra e inter-examinadores no diagnóstico.

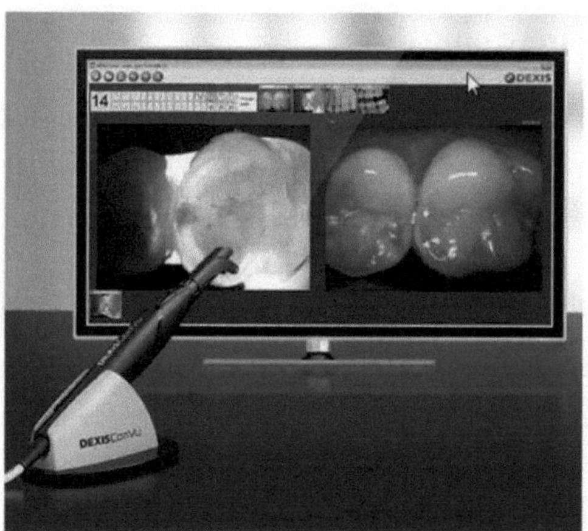

[62]Figura 13: (a) Unidade de transiluminação DIFOTI (b) Peça de mão DIFOTI[ ]

[12]O estudo de Schneider-man et al, revelou a superioridade da DIFOTI sobre a radiografia na deteção de cáries incipientes, quer nas superfícies proximais, oclusais ou lisas (Tabela VIII)[ ].

Tabela VIII: Valores de sensibilidade e especificidade para radiografia e DIFOTI no diagnóstico de cárie[12]

	Cáries proximais		Cáries oclusais		Cárie em superfícies lisas	
	Sensibilidade	Específico	Sensibilidade	Específico	Sensibilidade	Específico
Radiografia	0,21 à 0,31	0,88 à 0,91	0,18 à 0,20	0,98 à 1,00	0,04 à 0,04	0,96 à 1,00
DIFOTI	0,56 à 0,69	0,73 à 0,76	0,67 à 0,80	0,87	0,41 à 0,43	0,87 à 0,90

2.4. Fluorescência

A fluorescência é o resultado da interação entre um comprimento de onda que ilumina um objeto e as moléculas desse objeto. O princípio de deteção baseia-se na alteração das propriedades físicas induzida pelas lesões cariosas [72].

2.4.1. DIAGNOdent®

A medição da fluorescência pelo DIAGNOdent não é referenciada por alterações intrínsecas na estrutura do esmalte, mas sim pela atividade bacteriana e pela fluorescência do metabolismo da porfirina[72].

Foram comercializadas duas gerações de DIAGNOdent.

Uma primeira geração em 1998: o **DIAGNOdent 2095** (Figura 14 (a)). O aparelho está ligado a um suporte no qual são visualizados os valores numéricos. É fornecido com uma placa de cerâmica que serve para calibrar o aparelho e uma pastilha de ponta plana que só detecta lesões de cárie nas superfícies oclusais e nas superfícies lisas [II * * * 18].

A segunda geração**:** a **DIAGNOdent Pen 2190** (Figura 14 (b))**.** Distingue-se da primeira pelo facto de o ecrã de leitura estar integrado no dispositivo. É mais compacta, sem fios e pesa apenas 140g. [18]É fornecida com duas pastilhas para alargar o seu âmbito de utilização: uma pastilha mais comprida e biselada para detetar lesões cariosas proximais e uma segunda pastilha para utilização periodontal para detetar a presença de bolsas.

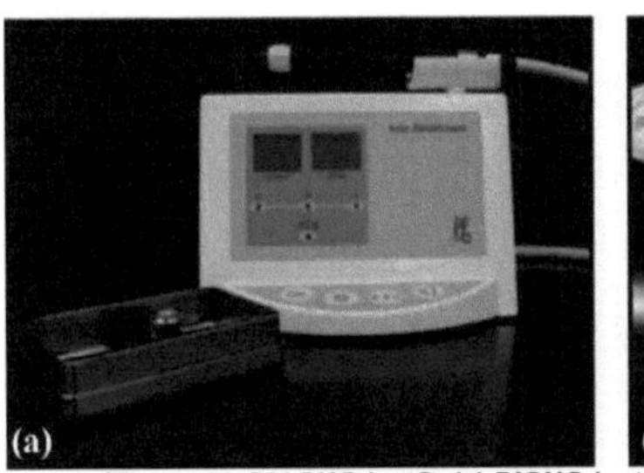

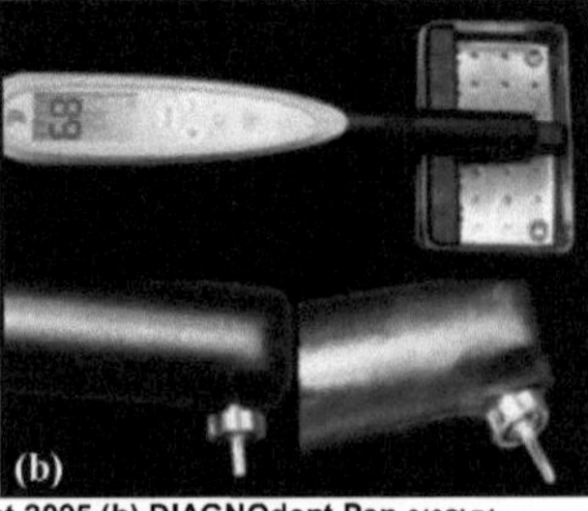

¹Figura 14: DIAGNOdent®: (a) DIGNOdent 2095 (b) DIAGNOdent Pen 219QI ≡1

1 é constituído por um díodo laser que emite 1mW de potência a 655nm, transportado por uma fibra ótica central. [18]O sinal emitido fornece um valor entre 0 e 99, que informa sobre o grau de desmineralização.

Protocolo de funcionamento :

- Limpeza e secagem dos dentes: um pré-requisito essencial para que o sistema funcione corretamente, mas também para um bom exame visual.
- Calibração do aparelho no bloco cerâmico.
- Medição da fluorescência numa superfície saudável (= valor de referência).
- A ponta é colocada no local a explorar e orientada em todas as direcções, de modo a registar a fluorescência máxima da desmineralização assim examinada, para não perder nenhuma desmineralização significativa.

O valor de referência é subtraído do valor registado para obter o valor de fluorescência para o local examinado [28].

O médico estabelecerá o seu diagnóstico e plano de tratamento comparando a pontuação que obteve com os valores-limite fornecidos pelos fabricantes (Quadro IX)[82].

[82]Tabela IX: Pontuações DIAGNOpen e recomendações de tratamento[]

DIAGNOpen score	Nível 1	Nível 2	Nível 3
Superfície oclusal lisa	**0-12**	**13-24**	**>25**
Interpretação histológica	Tecido saudável	Esmalte desmineralizado	Dentina afetada
Terapia recomendada	Cuidados profilácticos normais	Cuidados profilácticos intensivos	Tratamento minimamente invasivo
Superfície proximal	**0-7**	**8-15**	**>16**
Terapia recomendada	Cuidados profilácticos normais	Cuidados profilácticos intensivos	Tratamento minimamente invasivo

[7]Segundo Pretty, as avaliações do dispositivo indicam que pode ser uma ferramenta promissora para utilização clínica: a correlação com secções histológicas de lesões é de 0,85; a sensibilidade e a especificidade para lesões dentárias são de 75% e 96% [2].

[6]No entanto, Bader e Shugars demonstraram que o DIAGNOdent® tende a encontrar mais falsos positivos do que os métodos tradicionais e que as medições efectuadas pelo dispositivo podem ser distorcidas na presença de

placa bacteriana, tártaro, materiais de obturação, alimentos ou saliva[ ].

Alguns autores, como Lussi, apresentaram recomendações terapêuticas baseadas nos valores obtidos pelo DIAGNOdent.

[46]Outros, como Lasfargues e Colon, não consideram este método de diagnóstico como um meio primário de deteção, mas sim como um complemento dos métodos tradicionais [ ].

1.1.3. Fluorescência quantitativa da luz (QLF)

O objetivo da QLF é determinar a fluorescência do dente para quantificar a desmineralização e a gravidade da lesão[18].

[18]O princípio consiste na utilização de dispositivos que emitem luz azul-violeta com um comprimento de onda entre 290-450 nm, como um laser de prata, xénon ou LED, que atravessa o esmalte transparente e excita os fluoróforos contidos na junção amelo-dentinária .

Exemplo: O dispositivo Inspektor Pro® (Figura 15).

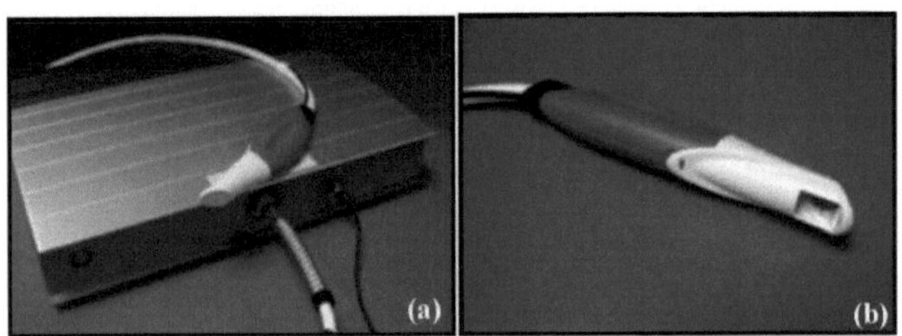

Figura 15: O dispositivo Inspektor Pro® (a) a caixa de luz da unidade QLF (b) a câmara intra-oral [72]

O processo de fluorescência depende da desmineralização, mas também da remineralização, que leva a um aumento da desmineralização. [72]Graças ao software QLF e ao armazenamento de informações, é possível sobrepor imagens idênticas registadas em momentos diferentes e seguir a evolução, a estabilização ou a regressão das lesões ao longo do tempo (Figuras 16) .

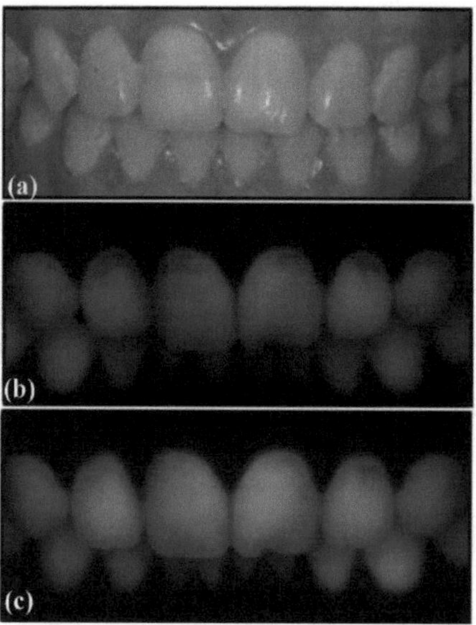

Figura 16: Monitorização do desenvolvimento de lesões cariosas com o sistema QLF: (a) Lesões cariosas pouco visíveis a olho nu. [72](c) Desaparecimento das lesões cariosas após um mês de remineralização por aplicação de fluoretos( )

Segundo Wu et al, existe uma relação linear entre a profundidade da desmineralização e a diminuição da fluorescência, tornando este sistema muito útil para a deteção de lesões iniciais em superfícies lisas vestibulares e linguais e lesões em superfícies oclusais até uma profundidade de 500 microns. [86]No entanto, é pouco útil na deteção de lesões iniciais em superfícies interproximais, onde as próprias propriedades de dispersão da luz podem criar interferências.

Estudos efectuados por Alammari et al encontraram uma sensibilidade entre 0,56 e 0,74, o que é equivalente ao exame visual. No entanto, a especificidade, entre 0,67 e 0,78, é inferior. [1]Este facto leva-nos a alertar para o risco de sobretratamento com o QLF .

1.1.4. DELF (Fluorescência laser reforçada com corante)

[20]O DELF utiliza o mesmo princípio que o QLF, exceto que se baseia na

utilização de um marcador (moléculas fluorescentes exógenas) para detetar a lesão inicial, sem quantificar o grau de desmineralização (Figura 17).

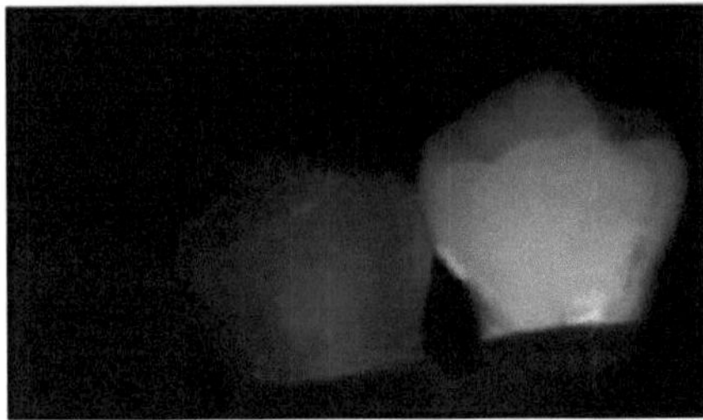

[20]Figura 17: Deteção de uma lesão cariosa com DELFt I

De acordo com um estudo in vitro efectuado por Eggertsson et al, o DELF tem uma sensibilidade de 61-79% e uma especificidade de 86-98%. [20]Este valor de sensibilidade favorável é próximo do obtido para a fluorescência laser (56-74%) e o exame visual (58-74%), enquanto a especificidade é melhor para o DELF e o exame visual (8397%) do que para a fluorescência laser (67-78%) . [20]No entanto, os artefactos de deteção, ligados a desvios morfológicos dos dentes, e as concentrações de corante em estruturas biológicas que não estão ligadas à cárie, reduzem a aplicabilidade do DELF no diagnóstico da cárie[ ].

1.1.5. Conceito Life DT (Avaliação, Diagnóstico e Tratamento por Fluorescência Induzida por Laser)

As câmaras LED intra-orais baseiam-se no mesmo princípio que o QLF, mas com o objetivo de iluminar o dente e produzir imagens dentárias fluorescentes após o processamento da imagem.

O sistema baseia-se assim na absorção do sinal incidente pelo esmalte poroso: quanto mais profunda for a lesão, mais o sinal é absorvido.

[2]Por exemplo, o sistema destacará as áreas saudáveis dos dentes a verde, enquanto as lesões cariosas aparecerão a vermelho ou a castanho escuro [8].

Sistemas no mercado :

1.1.5.1. O dispositivo Soprolife®

Foi lançado em 2009 pela empresa francesa Actéon (Figura 18).

A câmara intra-oral está equipada com um sensor de imagem CCD e dois tipos de LED que podem iluminar as superfícies dentárias em dois modos disponíveis para o médico:

- Modo diurno: obtido através de 4 LED brancos.
- [82]Modo de cárie: destaca as lesões de cárie no esmalte e na dentina através de 4 LEDs que emitem luz azul com um comprimento de onda de 450 nm[ ].

A empresa francesa Acteon comercializou uma segunda câmara, denominada Soprocare® (Figura 18 (b)). Esta câmara possui um terceiro modo clínico, o modo perio, que realça a inflamação gengival.

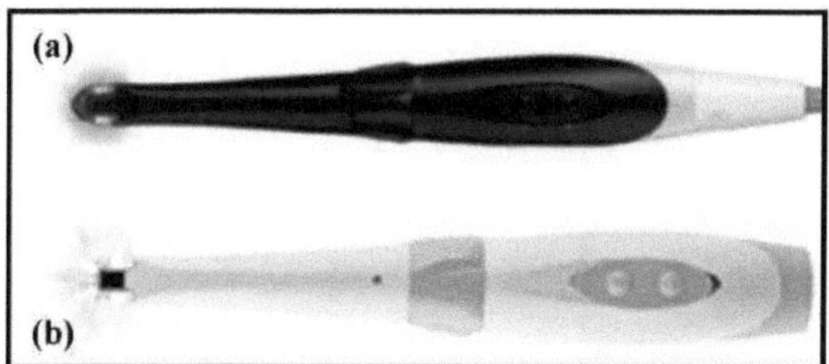

Figura 18: Câmara intra-oral Acteon(a)Soprolife®. (b) Soprocare®.[82]

[82]As decisões clínicas não estão ligadas a valores numéricos, mas à amplificação da inspeção visual (Quadro X).

[82]Tabela X: Guia de cores clínicas utilizado com o conceito LIFEDT e Soprolife®/Soprocare®[ ]

Câmara. Inspeção visual	Dentina saudável	Dentina infetada	Dentina afetada Processo ativo (tecido amarelo claro)	Dentina afetada Processo interrompido (tecido castanho, muito duro)
Soprolife	verde	Cinzento escuro	Vermelho vivo	Vermelho escuro
Soprocare	Cinzento	Cinzento escuro	Vermelho vivo	Vermelho escuro

[82]O software Soproimaging® permite-nos guardar, comparar e modificar

imagens como uma ampliação do ecrã entre 30 e 100 .

2.4.4.2. Protocolo de funcionamento

Estes dispositivos não precisam de ser calibrados em relação a um quadro de referência. São utilizados de acordo com o seguinte protocolo:

- Ilumine o dente no modo de luz do dia e no modo de diagnóstico com grande ampliação.
- Observe qualquer alteração na fluorescência da dentina ou do esmalte em comparação com uma área saudável.
- Limpe cuidadosamente a área suspeita utilizando ar pulsado, como o Air-Ngo (Actéon) ou o Kavoprophy (Kavo).
- Ilumine novamente o dente. [82]Qualquer sinal vermelho residual indica a presença de cárie ou de uma área suspeita (Figura 19).

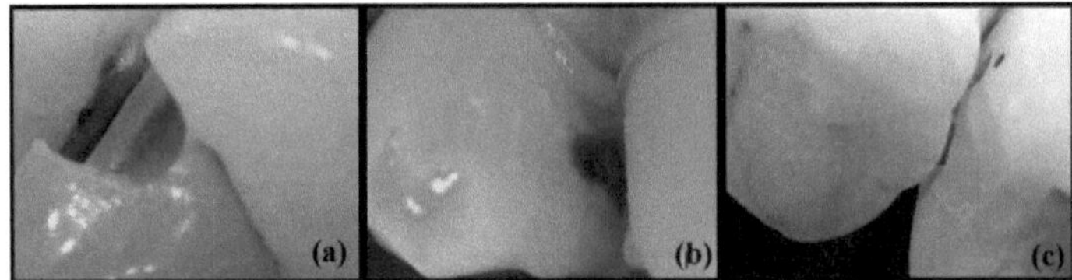

Figura 19: Imagem obtida com o Soprolife® (a) em modo de plena luz do dia e focagem macro. [82](b) em modo de diagnóstico. (c) após grande ampliação]]

1.1.5.2. A câmara VistaCam

Trata-se de uma câmara intra-oral de fluorescência comercializada pela Dürr Dental (Figura 20). Ilumina os dentes com luz ultravioleta com um comprimento de onda de 405 Nm e capta a luz reflectida sob a forma de uma imagem digital. [82]Esta luz filtrada contém a fluorescência verde-amarela dos dentes saudáveis, com um pico de 510 Nm, e a fluorescência vermelha dos metabolitos bacterianos, com um pico de 680 Nm.

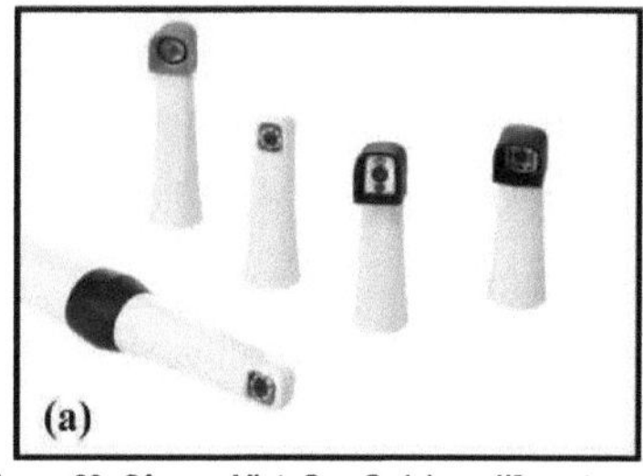

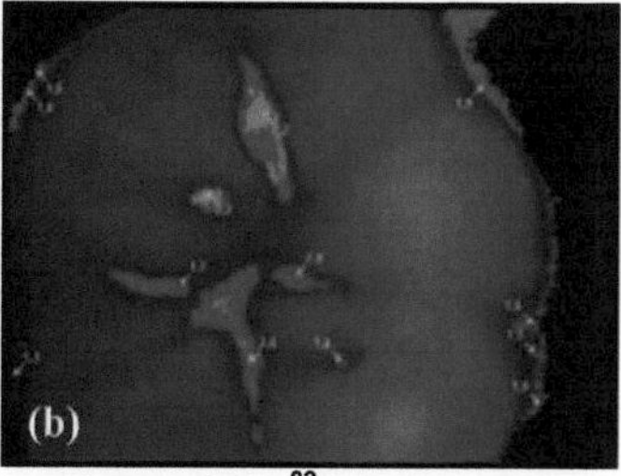

Figura 20: Câmara VistaCam®: (a) as diferentes cabeças intermutáveis. [82](b) imagem em modo de fluorescência]]

[82]O software quantifica os componentes verdes e vermelhos da luz reflectida numa escala de 0 a 3 com um rácio de vermelho para verde, mostrando áreas onde o rácio é mais elevado do que o de uma área saudável (Quadro XI) .

[82]Tabela XI: Pontuações VistaCam® e escalas de cores em relação à leitura histológica]]

Pontuação	**0-1**	**1-1,5**	**1,5-2**	**2-2,5**	**>2,5**
Interpretação histológica	Correio eletrónico saudável	Desmineralização inicial do esmalte	Danos profundos no esmalte	Lesão dentária	Lesão profunda da dentina

1.2. Sistemas eléctricos

O princípio destes sistemas baseia-se na impedância eléctrica, que é definida como a medição, utilizando a lei de Ohm, da resistência dos tecidos biológicos através do envio de uma corrente sinusoidal de baixa intensidade e alta frequência através de eléctrodos [82]. O dente tem a sua própria condutância eléctrica que está ligada à presença de esmalte. Em caso de desmineralização, o dente torna-se poroso e as microcavidades são bloqueadas pela saliva, que actua como um eletrólito que permite a transmissão da corrente eléctrica. [82]Consequentemente, a condutância aumenta e a impedância diminui.

[1]De acordo com Jaquot e Fontaine, a medição eléctrica tem uma sensibilidade de 76% e uma especificidade de 76% [2].

Dispositivos disponíveis nos consultórios dentários :

> **Monitor eletrónico de cáries (ECM) :**

O dispositivo ECM mede a resistência eléctrica do tecido dentário utilizando uma única frequência fixa de corrente alternada. O ciclo de medição dura 5 segundos e é descrito como um perfil de secagem:

- O dente deve estar perfeitamente limpo e isolado da saliva.
- A superfície a testar, normalmente uma fenda, é coberta com um líquido condutor.
- [72]A sonda, equipada com um jato de ar coaxial, varre o local, soprando uma corrente de ar suave para isolar o local a testar do resto do dente, até se obter uma medição estável (Figura 21).

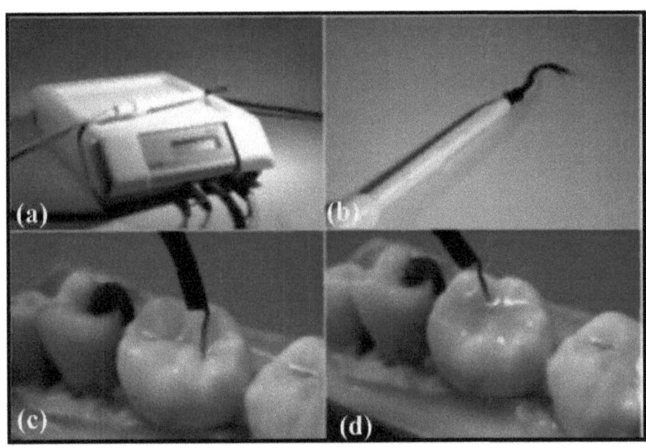

[72]**Figura 21: (a) Dispositivo ECM, (b) peça de mão ECM, (c) local específico (d) técnica de medição específica para a superfície coberta com um líquido condutor[]**

Note-se que a sonda é constituída por uma multiplicidade de filamentos metálicos, semelhante a uma escova, o que não permite um contacto ótimo na zona proximal. [72]Consequentemente, as medições possíveis limitar-se-ão às superfícies planas e às superfícies oclusais, dada a dificuldade de execução do protocolo de secagem. De acordo com Verdonschot et al, o ECM não diferencia entre esmalte imaturo hipomineralizado e desmineralizado, resultando em resultados falso-positivos em 40% dos casos. [35]Além disso, é ineficaz em esmalte com uma elevada mineralização superficial, como é o caso da "síndrome do flúor", resultando em falsos-negativos. [35]Apesar destes resultados, Verdonschot et al. apresentam a ECM como uma ferramenta mais precisa para o diagnóstico precoce do que o exame clínico visual e tátil, a radiografia e a FOTI .

- **O sistema Carie-San pro®**

O CariScan pro® da IDMoS está no mercado desde 2008 (Figura 22).

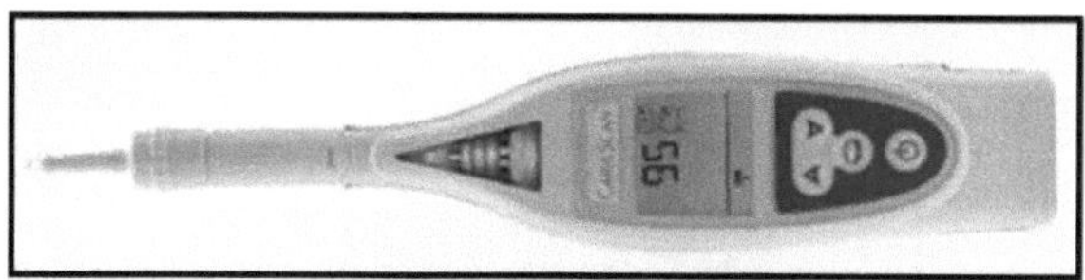

[29]Figura 22: O CarieSan pro®[]

[36]O princípio baseia-se na tecnologia de espetroscopia de impedância. O sistema é calibrado na fase de conceção e é colocado um gancho labial (no lábio inferior) para proporcionar um circuito elétrico fechado. O Carie-Scan pro® efectua uma varredura de várias frequências, de 200 a 100.000 Hz, e regista os dados para criar um diagrama de Nyquist para o dente em teste. Este é utilizado para definir um valor de resistência dos tecidos. Os pontos M obtidos por medição serão comparados com os pontos M obtidos a partir do diagrama de Nyquist (Figura 23). [29]O processador analisa os dados e compara-os com a base de dados do sistema.

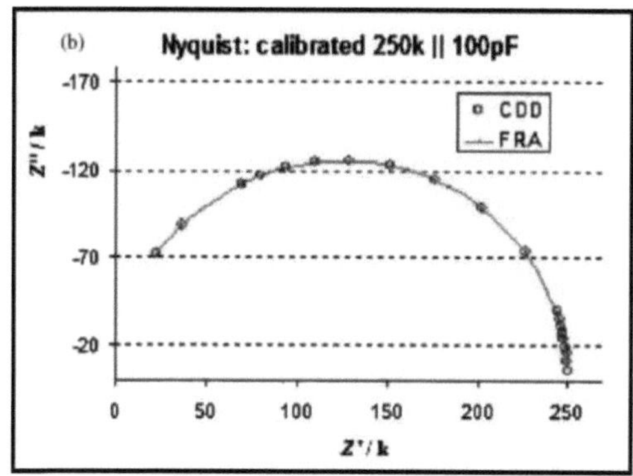

[29]Figura 23: Diagrama de Nyquistt I

De acordo com o estudo in vivo de Jablonski-Momen e Klein, a sensibilidade/especificidade do ICDAS e do Carie-Scan foi de 72,0%/96,6% e 68,0%/90,8%, respetivamente. [36]A comparação das curvas não mostrou qualquer diferença significativa entre estes dois sistemas no diagnóstico e deteção de cáries dentárias em superfícies oclusais.

2.6. O sistema de ultra-sons

- **Detetor de Cáries Ultrassónico® (UCD):**

O Detetor de Cáries Ultrassónico® foi desenvolvido pela Novadent Ltd, Lod, Israel (Figura 24).

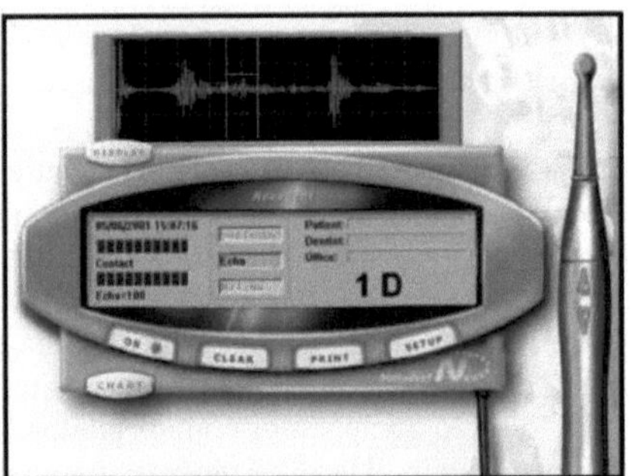

[57]**Figura 24: O Detetor de Cáries Ultrassónico®**[]

O princípio deste sistema baseia-se num feixe de ondas de ultra-sons de alta frequência dirigido ao dente, que são recolhidas quando são reflectidas. Cada tecido tem uma impedância acústica que caracteriza o seu padrão sonoro interno, cuja alteração pode ser correlacionada com uma alteração patológica desse tecido. [57]Assim, a presença ou ausência de uma lesão cariosa dependerá da dispersão das ondas[ ]. Os estudos in vitro de Yanikoglu et al. revelaram uma sensibilidade de 88% e uma especificidade de 86%, superior à da radiografia da asa dentada, considerada como o padrão de ouro. [87]Além disso, a ecografia foi capaz de detetar lesões precoces de manchas brancas.

No entanto, os estudos in vivo mostraram que o dispositivo era mais sensível do que a radiografia da asa dentária, mas menos específico: a sensibilidade do detetor de cáries por ultra-sons era de 0,82 em comparação com 0,75 para a radiografia, e a especificidade era de 0,75 em comparação com 0,9.,[57][57]De acordo com Matalon et al, o UCD é uma nova ferramenta de diagnóstico que pode reduzir a exposição do paciente à radiação ionizante e melhorar a deteção de cáries.

Tratamento não invasivo de lesões de cárie precoces

1. Remineralização

[6]A remineralização é um processo dinâmico que promove a precipitação de cristais de fosfato de cálcio na superfície do tecido dentário calcificado que sofreu previamente uma desmineralização do seu componente mineral (hidroxiapatite com a fórmula Ca_{10} (PO_4) ($OH)_2$). Em condições normais, o binómio desmineralização/remineralização constitui um equilíbrio equilibrado graças às propriedades da saliva. A saliva, que contém cálcio, fosfato e flúor, restaura o potencial iónico do dente. [6]Além disso, possui propriedades antibacterianas e uma capacidade tampão que inibe os ácidos formados pelas bactérias da placa bacteriana [1]. [2-25]Garcia-godoya relatou um limiar crítico de pH entre 5,3 e 5,7, abaixo do qual os iões de hidrogénio H+ reagem para dar fosfato de hidrogénio da fórmula HPO4 , levando à dissolução da hidroxiapatite [ ].

[47]O desenvolvimento de uma lesão cariosa depende de uma série de factores resumidos no diagrama abaixo (Figura 25).

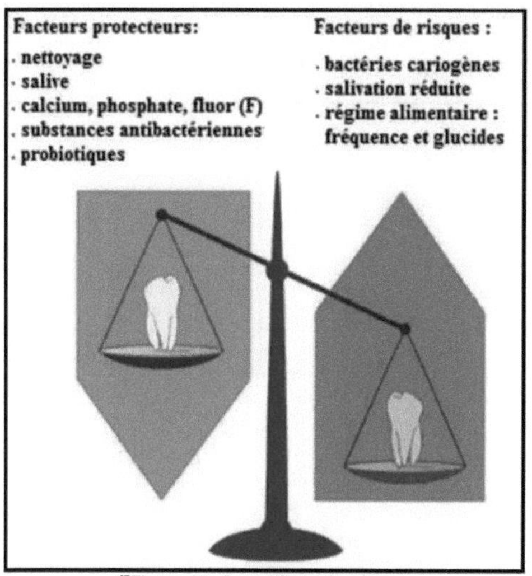

[47]Figura 25: O equilíbrio da cárie[ ]

1.1. Remineralização através do flúor

[79]O estudo de Sovari e Meurman, realizado nos anos 90, provou a eficácia dos fluoretos, que inibiam a dissolução do esmalte exposto a uma bebida ácida[ ]. [61]Além disso, foi relatado que concentrações muito baixas de flúor (menos de 0,1 ppm) foram capazes de inibir a progressão de lesões cariosas[ ]. A utilização de flúor tornou-se assim a medida profiláctica mais eficaz para reduzir a incidência de cáries.

1.1.1. Mecanismos de ação

A aplicação tópica regular carrega a saliva, a placa dentária e a mucosa oral com iões fluoreto (F-). Durante a fase de remineralização, estes fluoretos são inseridos nos cristais que estão a ser reprecipitados, ajudando a formar cristais enriquecidos com hidroxiapatite fluorada. No interior dos cristalitos, os iões fluoreto conferem-lhes uma maior estabilidade e, por conseguinte, uma maior resistência ao ataque ácido. [4]Isto explica porque é que o esmalte dentário desmineralizado e depois remineralizado é ligeiramente mais resistente aos ácidos do que o esmalte dentário intacto (Figura 26) [7].

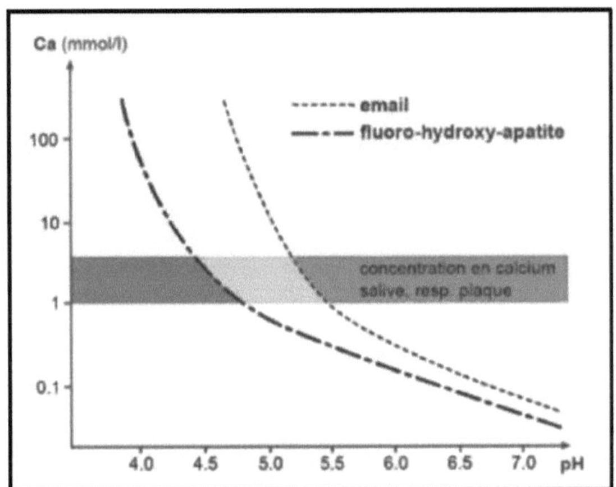

[47]Figura 26: Curvas de solubilidade do esmalte e da fluorohidroxiapatite (modificado de Lussi 2010)[]

Em concentrações mais elevadas, os iões fluoreto podem também precipitar sob a forma de microcristais altamente lábeis de fluoreto de cálcio (CaF2), preferencialmente em superfícies dentárias desmineralizadas, mas também em superfícies dentárias saudáveis, membranas mucosas e na placa bacteriana.

A formação de CaF2 constitui um verdadeiro reservatório de fluoretos imediatamente disponíveis quando o pH desce: estes cristais, pequenos grânulos com menos de 1 µm de tamanho e relativamente estáveis em pH neutro, dissociam-se em pH ácido e libertam iões fluoreto e cálcio. Os fluoretos também têm um efeito antibacteriano, reduzindo a tolerância das bactérias cariogénicas a um ambiente ácido. Quando o pH extracelular é baixo, os iões fluoreto assumem a forma HF (ácido fluorídrico), facilitando a sua penetração na célula. Em seguida, dissociam-se em iões F- e H+, o que diminui o pH intracelular e reduz o gradiente de pH com o exterior, dificultando assim o metabolismo bacteriano.

Os principais alvos intracelulares dos fluoretos são a enolase, uma enzima da glicólise, e a bomba de protões [14].

1.1.2. Fontes de fluoreto

Os fluoretos ocorrem naturalmente em todo o mundo. Estão, em certa medida, presentes em todos os alimentos e na água, pelo que todos os seres humanos ingerem uma certa quantidade todos os dias.

Água:

O teor de fluoreto varia e depende de muitos factores, como o caudal, o pH, a porosidade, a solubilidade e a natureza da rocha.

- **Água da torneira :**

[91]O teor máximo de fluoreto permitido na água potável foi fixado pela OMS em 1,5 mg/l [.

- **Águas minerais naturais engarrafadas:**

[91]Os teores de fluoreto variam consoante a marca, indo de menos de 0,1 a 9 mg/l [.

Estes últimos estão vinculados a uma obrigação regulamentar de rotulagem que exibe :

- as palavras "Fluorado" ou "Tratado com flúor" ou "Contém flúor" ou "Contém fluoretos",
- teor de fluoreto.
- Adequado para a preparação de alimentos para bebés", se a concentração for inferior ou igual a 0,3 mg/ml.
- Se a concentração se situar entre 0,3 e 0,5 mg/l, deve mencionar que não deve tomar suplementos.

[13,1]"Contém mais de 1,5 mg/L de fluoreto: não adequado para lactentes e crianças com menos de 7 anos de idade para consumo regular" se a concentração exceder o limite proposto pela OMS [9].

Em 2018, Sghaier e Ben Abdallah compararam a composição físico-química de vinte marcas de água embalada comercializadas na Tunísia. [77]Os resultados do seu estudo mostraram uma grande variabilidade no teor de iões fluoreto, variando de 0,19 a 1,77, com uma média de 0,64 mg/l .

- **Água de nascente :**

O limite é idêntico ao da água das redes públicas de distribuição: 1,5 mg/L. [91]Além disso, os requisitos para a rotulagem "adequada para a preparação de alimentos para bebés" são idênticos aos da água mineral natural engarrafada.

- **Alimentação :**

Alguns alimentos são naturalmente ricos em flúor. Por exemplo:

- Peixes marinhos (1 a 3 mg/100 g)
- Chá (0,5 a 1,5 mg/L) [91]
- Sal de fluoreto

A fluoretação com sal é um método comunitário utilizado nos países onde não existe fluoretação da água da torneira. [91]É autorizada sob a forma de fluoreto de potássio numa dose de 250 mg/kg . Antes dos dois anos de idade, as crianças consomem muito pouco sal. [13]Após esta idade, a dose média de fluoreto absorvida através do sal fluoretado às refeições é estimada em cerca de 0,25 mg/d .

- **Fluoretos tópicos :**

Os produtos tópicos distinguem-se de acordo com a sua utilização:

- **Fluoretos tópicos para uso individual :**

- Produtos tópicos com baixo teor de flúor (<150 mg/100 g ou <1.500 ppm):

Têm geralmente o estatuto de produtos cosméticos e são vendidos ao balcão:

- ✓ colutórios com flúor (200 a 900 ppm): enxaguar diariamente ou semanalmente.

✓ [90]pastas dentífricas com flúor (1000-1500 ppm): escovagem duas vezes por dia '

- Produtos tópicos com um elevado teor de flúor (>150 mg/100 g ou >1.500 ppm): Estes são

sujeito a autorização de introdução no mercado.

- géis fluoretados (1.800 a 13.500 ppm) por indicação de um dentista: escovagem diária [90]

➢ **Produtos tópicos fluorados para uso profissional :**

- Géis de flúor (20.000 ppm): colocados num tabuleiro que é usado durante alguns minutos na cadeira, uma vez de 6 em 6 meses.
- vernizes fluorados (1000 a 56300 ppm): aplicação de 4 em 4 ou de 6 em 6 meses [90].

.

Em 2009, num estudo in vitro realizado por Murakami et al, 50 amostras de esmalte humano foram tratadas com Duraphat® ou gel de flúor e depois sujeitas a ciclos ácidos em cola. Os resultados mostraram que tanto o gel como o verniz inibiram a erosão do esmalte dos dentes permanentes. [64]Além disso, durante a segunda fase da experiência, de 48 horas a 7 dias, foi observado um aumento da dureza.

[55]Na revisão sistemática da literatura realizada por Marinho em 2008, a fração de cáries prevenidas por verniz fluoretado (46%) foi superior à prevenida por gel fluoretado (28%), colutório fluoretado (26%) e pasta dentífrica fluoretada (24%) .

[90]No entanto, de acordo com o SBU (Swedish Council on Technology Assessment in Health Care), o verniz com flúor não é significativamente mais eficaz do que a pasta de dentes com flúor e o elixir bucal .

1.1.3. Os riscos da ingestão excessiva de flúor

O risco principal e mais frequente associado à ingestão excessiva de fluoreto é a fluorose dentária. [90]A dose que não deve ser ultrapassada para evitar qualquer risco de fluorose é de 0,05 mg/d por kg de peso corporal, no conjunto de todos os consumos, sem ultrapassar 1 mg/d (dados da OMS) . [38]O risco de fluorose óssea está ligado à ingestão de doses muito elevadas (10 a 40 mg/d); foi descrito, nomeadamente, em trabalhadores da indústria do alumínio após exposição crónica a água altamente fluoretada (8,5 mg/L).

1.2. Remineralização com fosfopéptido de caseína de fosfato de cálcio amorfo (CPP-ACP)

TMNos últimos anos, uma nova molécula assumiu um papel na remineralização dos tecidos dentários: **o fosfato de cálcio amorfo-fosfopeptídeo de caseína** (**CPP-ACP**), utilizado sob o nome de Recaldent .

1.2.1. Mecanismos de ação

O CPP-ACP resulta da formação de nano-complexos entre os fosfopeptídeos da caseína do leite (CPP) e a forma amorfa do fosfato de cálcio (ACP). Estes complexos acumulam-se no interior da placa bacteriana e têm a capacidade de reter iões de fosfato e de cálcio, criando um forte gradiente iónico a este nível. A sua manutenção na superfície do esmalte limita a desmineralização, inibe as bactérias cariogénicas e promove a remineralização [73].

1.2.2. Métodos de utilização

A utilização de Recaldent™ em concentrações elevadas, ao contrário dos fluoretos, não é perigosa. No entanto, deve ser evitado em doentes alérgicos ou com uma possível alergia à caseína do leite de vaca e/ou aos conservantes benzoatos [93].

1.2.2.1. CPP-ACP combinado com uma borracha

Um estudo recente de De Oliveira et al mostrou que a incorporação de CPP-

ACP em goma de mascar sem açúcar, em comparação com goma de mascar regular sem açúcar sem CPP-ACP e saliva isolada sem goma de mascar, aumentou significativamente a remineralização e a proteção da superfície do esmalte alterado [15].

Katakam et al. consideram esta associação muito interessante, uma vez que a pastilha elástica aumenta o fluxo salivar, o que melhorará a eficácia da CPP-ACP [41] .

1.2.2.2. GC Tooth-Foam ®

Esta espuma pertence à gama MI (Minimum Intervention) dos produtos da GC America Inc (Figura 27) [93].

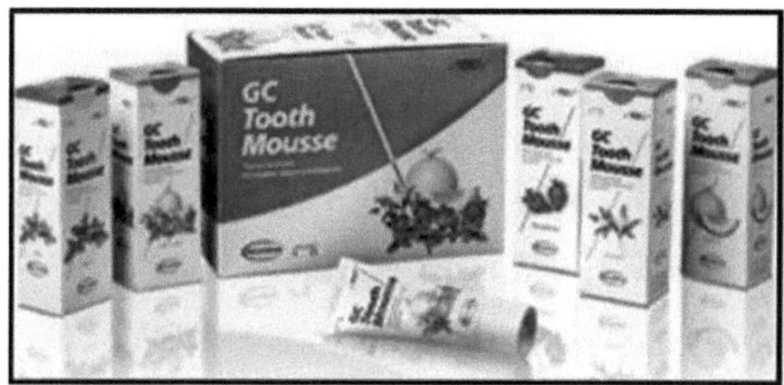

[93]Figura 27: GC Tooth mousse® [1

1.2.2.3. GC MI Paste Plus ®

A MI Paste Plus é adicionada à gama MI (Minimum Intervention) de produtos GC. (Figura 28). Combina todos os benefícios do revolucionário componente Recaldent® na Mousse Dentífrica com 900 ppm de uma forma única e patenteada de flúor concebida para pacientes de alto risco.

O resultado desta combinação é um complexo CPP-ACPF com a capacidade de fornecer cálcio e fosfato, reduzir a dissolução e aumentar a remineralização na superfície do esmalte [67].

[39]]De acordo com Jayarajan et al, o CPP-ACPF tem maior potencial de remineralização do que o CPP-ACP [. No entanto, este tratamento não é recomendado para crianças com menos de 12 anos.

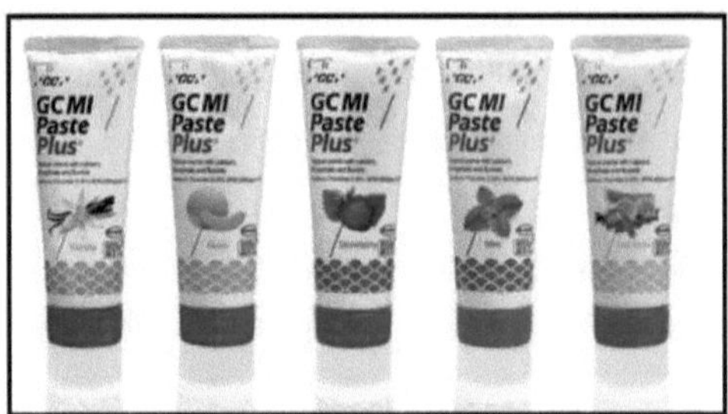

[93]Figura 28: GC MI Paste Plus ® []

2. Ozonoterapia

O ozono (O_3) é uma molécula gasosa natural constituída por três átomos de oxigénio. A palavra ozono vem do grego "ozein", que significa cheiro.

À temperatura ambiente, apresenta-se como um gás azul pálido com um forte odor caraterístico, semelhante ao da lixívia. Constitui a nossa proteção natural contra os raios solares, absorvendo os raios ultravioletas nocivos presentes no espetro da sua luz: a famosa camada de ozono [53].

Tem propriedades interessantes tanto no domínio médico como no dentário. É um importante agente antimicrobiano, frequentemente associado à ativação do sistema imunitário e à melhoria do metabolismo e oxigenação dos tecidos periféricos [65]. [5]A ozonoterapia é definida como uma terapia de bio-oxidação baseada numa mistura gasosa composta por 95 a 99,95% de oxigénio e 0,05 a 5% de ozono puro [3]. Em medicina dentária, existem dois geradores de ozono especialmente indicados para o tratamento mínimo de lesões cariosas não cavitárias [53] (Figura 29).

- Healozone®
- Ozi-cure® .

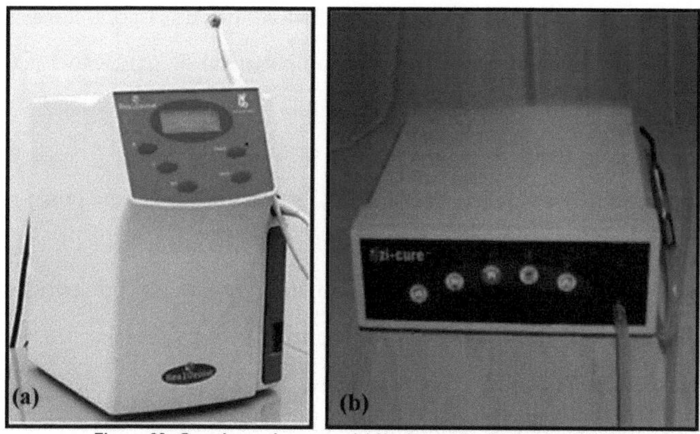

Figura 29: Geradores de ozono: (a) Healozone®. (b) Ozi-cure® [53]

Millar e Hodson compararam a segurança dos dois sistemas registando os níveis de ozono na área nasofaríngea do paciente e perto da boca do operador. Concluíram que o Healozone era um dispositivo mais seguro do que o Ozi-cure. O Ozi-cure permitiu que o ozono atingisse um pico de concentração na faringe de 1,33 +- 0,52 ppm, que foi reduzido para 0,22 +- 0,04 ppm quando utilizado em conjunto com a aspiração. [60]Por outro lado, o Healozone não apresentou fugas e os resultados foram prejudiciais em todo o lado.

2.1. Mecanismo de ação

Como parte de uma abordagem minimalista da medicina dentária, a terapia com ozono é indolor. [53]Não requer anestesia, nem a criação de cavidades ou obturações, o que a torna uma alternativa à simples fresagem. [28]Guéders e Geerts relataram resultados de reversão e remineralização que variam entre 75 e 99% das lesões de cárie precoce sem remoção cirúrgica, se e só se o protocolo operatório for seguido e repetido aos 3 e 6 meses.

[85]O tratamento das lesões cariosas é atribuído ao ozono pelas suas propriedades antimicrobianas e também porque oxida o ácido pirúvico produzido pelas bactérias cariogénicas. [85]Uma concentração de 0,1 ppm é suficiente para inativar as bactérias: o ozono perturba a integridade do

invólucro celular bacteriano ao oxidar os fosfolípidos e as lipoproteínas. [92]O ozono O_3 é um oxidante poderoso, com um potencial de oxidação 1,5 vezes superior ao do cloreto quando utilizado como agente antimicrobiano .
De acordo com Guéders e Geerts, uma aplicação de apenas 5 segundos é capaz de erradicar uma série de bactérias, vírus e fungos. De um modo geral, o ozono é aplicado sob a forma de um PUFF de 10 segundos para eliminar as bactérias. [28]De seguida, é aplicado um produto de remineralização específico na superfície do dente: é a primeira etapa da cicatrização dos tecidos dentários.
[34]Huth et al. relatam os resultados da terapia com ozono, mostrando uma melhoria significativa durante um período de três meses.

2.2. Protocolo de funcionamento do Healozone

A sua aplicação demora 25 segundos, durante os quais a microflora cariogénica é eliminada e o processo de cicatrização dos tecidos dentários é iniciado.

- **Hermeticidade :**

É essencial para acionar o dispositivo:

- Coloque o copo hermeticamente na superfície do dente para minimizar a fuga de ozono, que pode ser prejudicial, especialmente para o tecido pulmonar do doente.
- Uma vez selada a área, a sucção mantém a taça em contacto com o dente.

- **Fornecimento de ozono :**
  - É aplicado um PUFF inicial de 10 segundos.
  - No final deste ciclo, a sucção é mantida e é ativado um novo sopro.
- **Recuperação de ozono :**
  - Absorção de eventuais resíduos de ozono que permaneçam no interior do copo.

- O ozono passa por um catalisador para ser transformado em oxigénio e depois libertado no ar ambiente.

- **Lavagem com uma solução remineralizante:**
  - o dispositivo envia um líquido remineralizante redutor para a zona a tratar durante 5 segundos [28].

Lynch insiste na utilização do produto redutor porque permite bombear os minerais para os tecidos desmineralizados mas totalmente desinfectados. Esta tecnologia deve ser acompanhada de instruções ao doente em matéria de higiene e de alimentação, como a eliminação ou redução dos hidratos de carbono fermentáveis [28]. No entanto, a eficácia do ozono é contestada por autores como Lussi et al, que compararam a eficácia do ozono com um gel de flúor (Cervitec) na prevenção de lesões de cárie em pacientes com aparelhos multi-anel. Os resultados mostraram que o desenvolvimento de novas manchas brancas foi de 3,2% com o ozono e apenas 0,7% com o gel de flúor.

[3]Como resultado, concluíram que o efeito protetor do gel de flúor era maior do que o do ozono [4].

3. Técnica de erosão-infiltração

O conceito foi desenvolvido como uma abordagem micro-invasiva para o tratamento de lesões cariosas proximais não cavitadas, que se estendem desde metade do esmalte até ao terço exterior da dentina, com o objetivo de as estabilizar e reforçar o esmalte [4].

3.1. Mecanismo de ação

A técnica envolve a impregnação capilar das porosidades de uma lesão não cavitária com uma resina hidrofóbica, de muito baixa viscosidade e fotopolimerizável, dando-lhe o nome de micro-infiltração de resina ou impregnação de resina. [1]O objetivo é travar a progressão do processo de cárie através da obstrução das microporosidades que fornecem vias de difusão para ácidos e materiais dissolvidos [7]. Além disso, fornece suporte mecânico ao tecido danificado para reforçar a estrutura dentária desmineralizada. Desta forma, a barreira criada no interior da lesão irá aumentar a esperança de vida do dente [59]. Estudos de Meyer-Lueckel e Paris mostraram que as bactérias presas na base das lesões podem desencadear e propagar o processo de cárie. [59]No entanto, na presença de um selamento correto, este processo não é descrito como prejudicial, dado que o número de bactérias em lesões não cavitadas é baixo.

3.2. Apresentação da caixa ICON

A DMG oferece dois tipos de caixas (Figura 30):

- um conjunto para infiltração de lesões proximais,
- um conjunto para infiltração de lesões vestibulares.

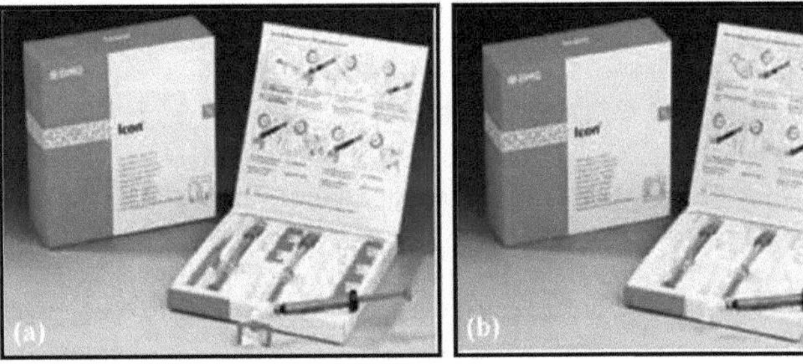

Figura 30: Conjuntos ICON®: (a) conjunto para infiltração de lesões proximais. (b) conjunto para infiltração de lesões vestibulares [94].

Estes são diferenciados pelos seus aplicadores (Figura 31):

- Os aplicadores interproximais são constituídos por 2 folhas de plástico ligadas a uma ponta giratória de 360 graus. A folha do lado verde é perfurada e é posicionada contra a superfície a tratar, enquanto a folha do lado branco é impermeável e é automaticamente colocada contra o dente adjacente para o proteger.

- Os aplicadores vestibulares são constituídos por um cotovelo de plástico com uma ponta de espuma, que permite a aplicação direta [94].

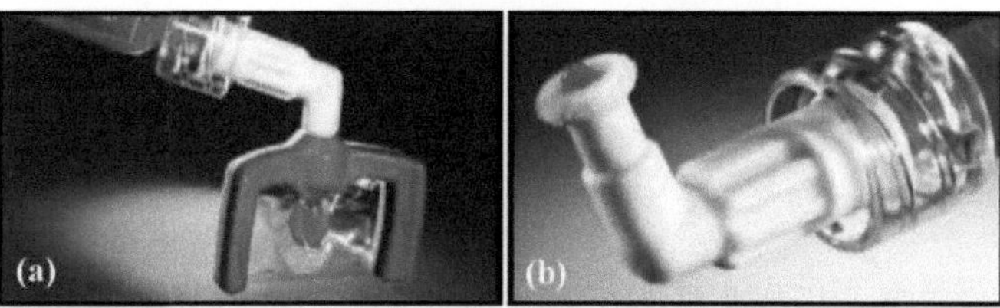

Figura 31: Aplicadores ICON: (a) Aplicador interproximal; (b) Aplicador vestibular [76].

3.3. Protocolo de funcionamento ICON

3.3.1. Pré-requisitos

- Limpe os dentes a tratar e as suas áreas adjacentes: Devem estar limpos, secos e sem placa bacteriana. Recomendamos que utilize uma escova montada num contra-ângulo.
- Colocação do dique: Protege a gengiva do risco de lesões associadas à utilização de ácido clorídrico no **Icon-etch®**. O fabricante desaconselha a utilização de diques à base de elastómeros termoplásticos devido à composição da resina infiltrante.
- No caso de uma lesão proximal, é inserida uma cunha de separação

no

[94]O espaço interdentário e deixado no local durante todo o tratamento (Figura 32).

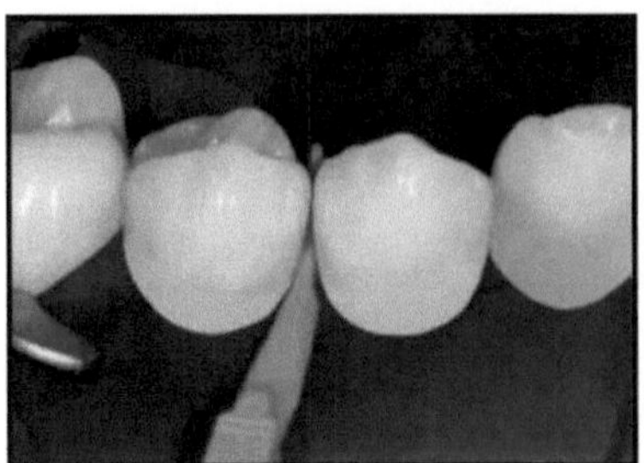

Figura 32: Separação interdentária com uma cunha dentária [94]

3.3.2. Mordente

[40]De acordo com Jia et al, a camada superficial das lesões naturais tem maior espessura e mineralização do que a das lesões artificiais: as lesões naturais têm uma espessura de cerca de 40 µm e uma mineralização de cerca de 83%, em comparação com 15 a 30 µm e uma mineralização de 63 a 70% para as lesões artificiais . [4]Como resultado, o acesso às porosidades para infiltração da lesão por capilarite, requer perfuração ou remoção da camada mineralizada por condicionamento ácido, utilizando o **Icon-etch®** por 2 minutos (120 segundos), evitando-se o processo mecânico, que é incontrolável em espessura e obstrui os poros com detritos (Figura 33). [94]Nas superfícies vestibulares, é aconselhável estender-se cerca de 2 mm para além dos bordos da lesão. [94]Depois de aspirar o produto de limpeza, recomenda-se que a lesão seja enxaguada durante pelo menos 30 segundos, seguida de secagem com ar não húmido. [76]Um estudo interno da DMG© demonstrou que o aumento da humidade quando se utiliza resina à base de monómero reduz a homogeneidade desta resina .

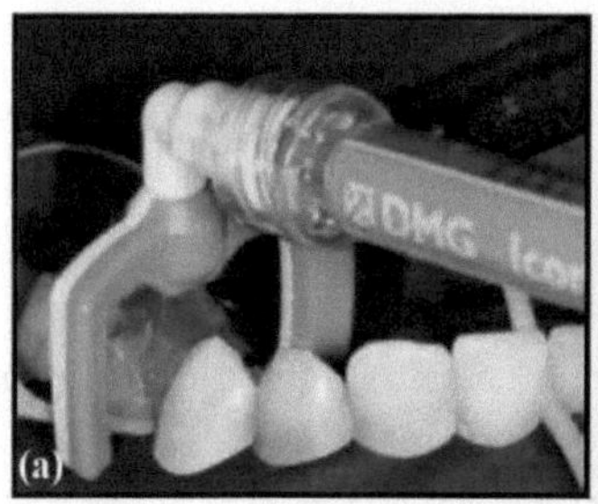

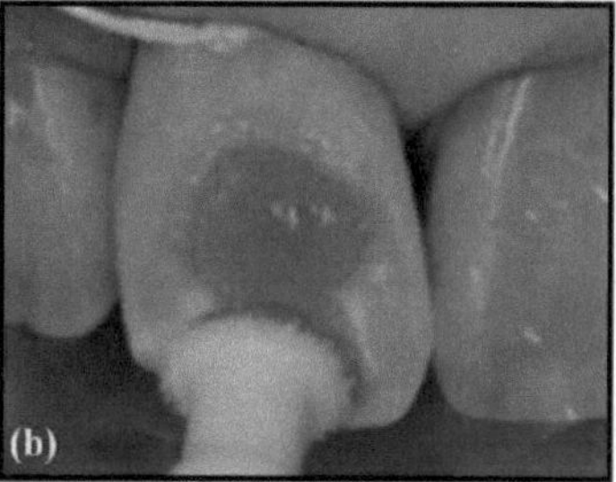

[94Figura 33: Aplicação do Icon-etch®: (a) condicionamento ácido de uma superfície proximal; (b) condicionamento ácido de uma superfície vestibular, 97]

3.3.2. Secagem com álcool

Esta técnica é designada por "colagem húmida com etanol". Consiste em substituir lentamente a água da matriz de colagénio desmineralizada por concentrações crescentes de etanol, permitindo que este penetre na matriz de colagénio sem causar um maior estreitamento dos espaços inter-fibrilares [4]. Isto pode ser conseguido aplicando **Icondry®** na superfície do dente durante 30 segundos, seguido de secagem ao ar [94] (Figura 34). Na região vestibular, **o Icon-dry® não** só seca a lesão, como também permite visualizar o aspeto da lesão após o tratamento. O etanol tem um efeito ótico semelhante ao da resina e permite estimar o resultado após a infiltração da lesão [69]. [94]Se não houver alteração do aspeto da lesão com etanol, recomenda-se repetir o condicionamento durante 2 minutos, nunca excedendo 3 aplicações.

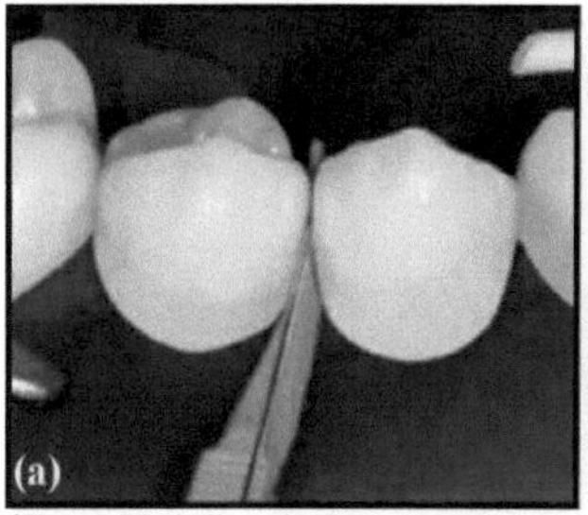

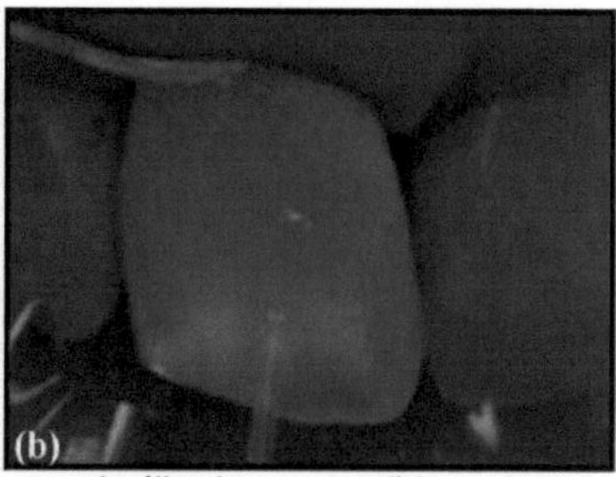

4Figura 34: Aplicação do Icon-dry®: (a) secagem alcoólica de uma superfície proximal; (b) secagem alcoólica de uma superfície vestibular [9 ,97]

3.3.3. Infiltração

A infiltração é conseguida através de uma aplicação dupla de Icon-infiltrant®. Primeiro, o produto deve ser deixado no local durante aproximadamente 3 minutos, depois qualquer excesso deve ser removido com um ligeiro jato de ar ou fio dentário no caso de infiltração proximal, seguido de polimerização da resina durante 40 segundos (Figura 35). [2]As recomendações do fabricante referem um valor de emissão de 450nm com uma intensidade de 800mW/cm [94].

Numa segunda fase, utilizando uma nova ponta, estes passos serão repetidos uma segunda vez, mas com um tempo de aplicação de um minuto para o Icon- Infiltrant®. Esta segunda aplicação é recomendada por alguns autores, como Paris e Meyer-luckel, devido à contração do material após a primeira aplicação. De facto, um espaço será criado e depois obstruído pela segunda infiltração, o que nos oferecerá um ganho de dureza superficial e um aumento da resistência à desmineralização, reduzindo o risco de criar zonas de retenção de placa [59].

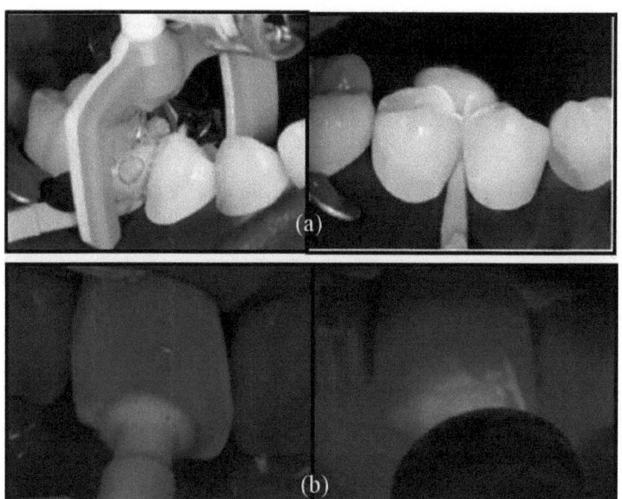

[94]Figura 35: Aplicação do Icon-infiltrant® e polimerização de:(a) uma superfície proximal;(b) uma superfície vestibular [97]

3.3.4. Polimento

O polimento das superfícies tratadas melhorará a estabilidade do efeito de máscara.

Para o conseguir, são utilizados copos de polimento nas superfícies vestibulares e tiras de polimento nas superfícies proximais. No entanto, segundo Muller et al, a utilização de tiras de desbaste não parece ser uma solução que melhore a rugosidade da superfície [63]. [17]A infiltração de resina é atualmente considerada como uma mais-valia no tratamento estético das "manchas brancas cariogénicas" vestibulares, graças a um efeito de mascaramento que varia em função da profundidade e da atividade da lesão. [4]Azizi explicou na sua revisão que a dispersão da luz esbranquiçada era causada pela diferença de índices de refração entre os cristais de esmalte e o meio no interior das porosidades, referindo que o esmalte saudável tem um índice de refração (RI) de 1,62 e as microporosidades das lesões cariosas do esmalte são preenchidas por um meio aquoso (RI 1,33) ou ar (RI 1,0) .

Atualmente, as lesões cariosas são infiltradas com resina (RI 1,52) que, ao contrário do meio aquoso, não se evapora e é semelhante à dos cristais de apatite. Isto faz com que a diferença de índice de refração entre os poros e o esmalte seja insignificante. [4]Como resultado, as lesões perdem a sua cor esbranquiçada e opaca e misturam-se com a estrutura natural do dente circundante. [69]Paris e Meyer-Lueckel relataram a primeira melhoria imediata e bem sucedida na aparência estética de lesões brancas, que se manteve estável até ao 10º mês de acompanhamento (Figura 36).

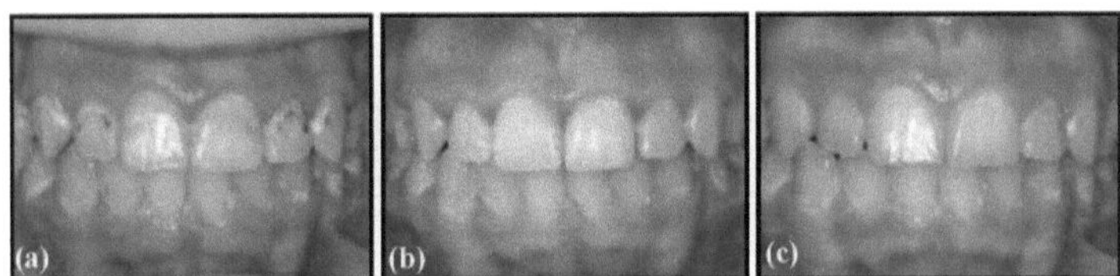

Figura 36: (a) Lesões brancas e manchas castanhas nas superfícies vestibulares. (b) Resultado no final do tratamento após o polimento, (c) resultado da infiltração vestibular após 10 meses. [69]

[59]Segundo Paris *et al,* a combinação do Icon® com medidas preventivas parece ser uma solução eficaz para limitar a progressão das lesões precoces. Em 2010, foi efectuado um estudo em doentes com lesões precoces. Estes foram divididos em 2 grupos: No grupo de teste, as lesões foram tratadas com Icon® e cobertas com um verniz fluoretado, enquanto no grupo de controlo apenas foi utilizado o verniz fluoretado. Após 12 meses, uma análise radiológica e clínica dos dentes tratados mostrou que os efeitos do Icon® combinado com o verniz fluoretado eram 35% superiores aos do grupo de controlo. [21]Esta combinação de verniz fluoretado e resina de infiltração Icon® é, portanto, um método eficaz para controlar a progressão de lesões em dentes temporários e permanentes.

4. Curetagem quimio-mecânica (CMCR)

A curetagem quimio-mecânica é atualmente considerada uma abordagem micro-invasiva para a remoção de cáries. A ideia de desenvolver um agente de curetagem quimio-mecânico foi inicialmente proposta por Goldman na década de 1970. Utilizando hipoclorito de sódio (NaOCl) para remover compostos orgânicos dos canais radiculares, notou a sua capacidade de dissolver a dentina cariada. [37]Foi quando tentou minimizar a natureza excessivamente corrosiva e instável do NaOCl, incorporando-o na solução tampão de Sorensen contendo glicina, cloreto de sódio [NaCl] e hidróxido de sódio [NaOH], que descobriu o primeiro agente CMCR e o comercializou em 1972 com o nome GK- 101 . [56]Em 1984, após várias fases de aperfeiçoamento, o sistema Caridex foi aprovado pela Food and Drug Administration (FDA) dos EUA, mas por razões práticas a sua utilização permaneceu muito limitada. Atualmente, foram introduzidos no mercado dois novos sistemas:

- Carisolv® em 1998
- Papacarie® - em 2003

[37]O princípio consiste simplesmente em aplicar um gel que actua seletivamente sobre o tecido cariado, amolecendo a dentina infetada, mas preservando a dentina afetada, e depois removê-la com uma escavadora ou instrumentos específicos.

4.1. O sistema Carisolv

4.1.1. Apresentação

Foi lançado em 1998 pela Medi Team, Suécia.

Este sistema é composto por dois géis e assume a forma de uma seringa de compartimento duplo equipada com pontas misturadoras de utilização única (Figura 37) :

- O primeiro compartimento contém 2,5 ml de gel multimistura não colorido: uma mistura de 3 aminoácidos: leucina, lisina e ácido glutâmico, mais hidróxido de sódio, cloreto de sódio e carboximetilcelulose.

- [58]O segundo compartimento é constituído por hipoclorito de sódio a 0,95% numa dose de 2,5 ml.

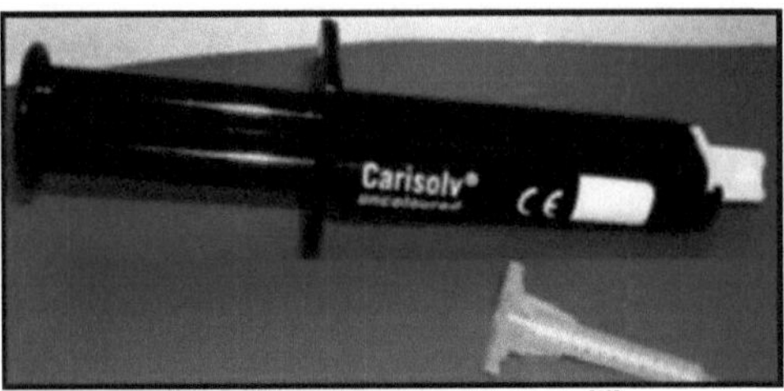

Figura 37: Seringa de gel Carisolv [58]

Uma vez misturado, forma um gel incolor que evita a descoloração secundária do tecido residual antes da fase de obturação. [58]No entanto, a sua viscosidade reduzida dificulta a sua colocação.

4.1.2. O mecanismo de ação

Funciona dissolvendo o colagénio danificado pelo processo de cárie. Os três aminoácidos são clorados pelo ião ClO- altamente ativo do hipoclorito de sódio. Esta cloração reduz a atividade deletéria do hipoclorito nos tecidos saudáveis, permitindo simultaneamente a ação dos cloroaminoácidos. Uma vez modificados, estes aminoácidos actuam sobre as ligações de hidrogénio e outras forças que estabilizam a tripla hélice do colagénio afetado, sem perturbar as ligações covalentes saudáveis. [83]O colagénio afetado modificado é então removido utilizando instrumentos manuais específicos (Figura 38), dependendo do local e da fase de desenvolvimento da cárie, evitando assim a fresagem.

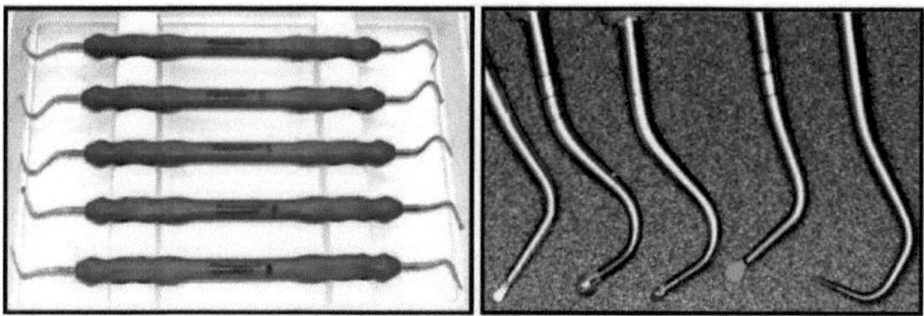

Figura 38: Instrumentos Carisolv [58]

4.1.2. Protocolo de funcionamento

- O gel é depositado em contacto com a dentina cariada utilizando uma seringa de mistura dupla equipada com uma ponta aplicadora descartável.
- Este é agitado com um instrumento *Carisolv®* para acelerar a reação química.
- Deixe-a no local durante 30 segundos.
- Em seguida, utilizando instrumentos específicos, a dentina será raspada em vez de escavada, o que reduzirá o desgaste e a manutenção.
- Esta sequência deve ser repetida até que o gel deixe de estar turvo, o que indica que o decaimento foi completamente eliminado.
- Por fim, o gel remanescente é removido com algodão humedecido e, em seguida, a cavidade é enxaguada e seca [58].

Aplicação clínica do sistema *Carisolv®* num doente de 28 anos (Figura 39).

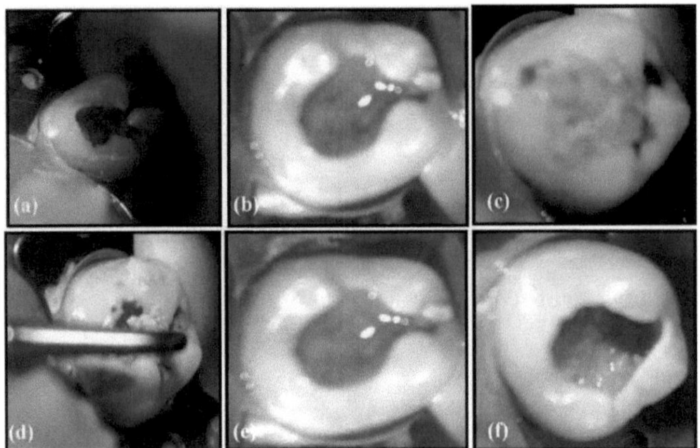

Figura 39: (a) Sítio de cárie1/Estágio 3 em 37. (b) Gel aplicado durante 30 segundos; (c) Problema de gel (d) Dentina infetada raspada (e) Gel renovado; (f) Curetagem de dentina concluída [58].

Referindo-se à meta-análise realizada por Maru et al em 2015, com base em 26 estudos, comparando o sistema Carisolv com técnicas de fresagem tradicionais, os resultados mostraram que o Carisolv demorou mais tempo (8,65 ± 0,09 e 8,97 ± 0,66 min) do que o método de fresagem rotativa (3,65 ± 0,05 e 4,09 ± 0,29 min). No entanto, teve a vantagem de reduzir a dor (14,67 para o Carisolv em comparação com 6,76 para a fresagem rotativa) e menos necessidade de anestesia (1,59% em comparação com 10,52%). [56]Assim, apesar do tempo de tratamento mais longo, o procedimento foi prontamente aceite e preferido pelos adultos e ainda mais pelas crianças (18,68% contra 4,69%). O estudo de 2004 de Azrak et al, comparando a redução da flora cariogénica do sistema Carisolv com a da escavação convencional, foi realizado em 21 crianças (idade média 43,5 +/- 12 meses) com 42 lesões cariosas de graus de destruição comparáveis. Foram recolhidas amostras de dentina cariada com um instrumento de raspagem esterilizado, antes e depois da remoção de toda a dentina amolecida. [65]Após 24 horas de incubação, 12% das amostras de dentina cariada continham mais de 10 bactérias, 23,8% continham mais de 10 lactobacilos. Os resultados de ambos os métodos de remoção de cáries resultaram numa redução estatisticamente significativa de (P = 0 - 0001), em pelo menos 90,5% das amostras colhidas após a remoção. [22]O número total de bactérias foi inferior a 10 e, em 95,2% dos casos, o número de lactobacilos foi inferior a 10. Isto mostra que a curetagem quimio-mecânica em crianças com Carisolv é tão eficaz como os métodos convencionais. [5]Por conseguinte, pode ser considerada uma alternativa adequada.

4.2. O sistema Papacarie ®

4.2.1. Apresentação

[37]O Papacarie, que significa "comer cárie", é um gel que foi introduzido no Brasil em 2003, após ter sido patenteado, registado e aprovado pela ANVISA (Agência Nacional de Vigilância Sanitária) (Figura 40).

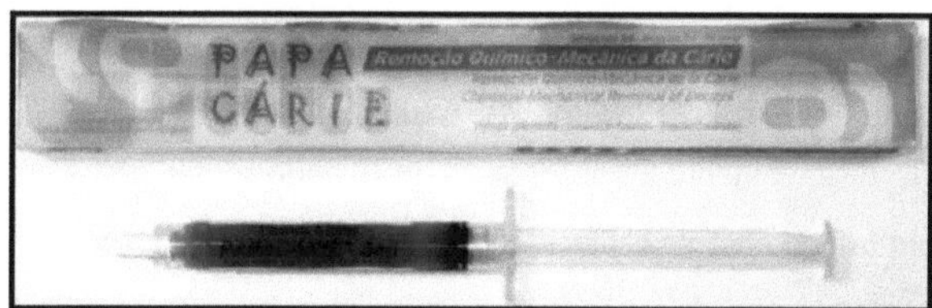

[37]Figura 40: Papacarie 1

Os seus principais componentes são :

- **Papaína :**

É uma enzima proteolítica bactericida com um efeito bacteriostático. É considerada um anti-inflamatório desbridante que não danifica o tecido saudável e acelera o processo de cicatrização [37].

- **Cloraminas :**

São aminas que contêm pelo menos um átomo de cloro, diretamente ligado aos átomos de azoto. Têm propriedades bactericidas e desinfectantes. [37]Afectam igualmente a estrutura do colagénio, rompendo a ligação de hidrogénio, facilitando assim a remoção do tecido deteriorado.

◆ **Azul de toluidina :**

[37]É um pigmento sensível à luz que se liga à membrana bacteriana.

4.2.2. Mecanismo de ação

Os tecidos infectados carecem de uma anti-protease plasmática chamada anti-tripsina. Esta inibe a digestão da proteína no tecido saudável. A sua ausência permitirá, portanto, que a papaína decomponha o colagénio parcialmente degradado na dentina infetada, poupando a dentina afetada [37].

4.2.3. Protocolo de funcionamento

A lesão cariosa é coberta pelo gel Papacarie, sem a perturbar, durante 30 s e entre 40-60 s se o processo carioso for crónico. Após a degradação do colagénio :

- o oxigénio será libertado, provocando o aparecimento de bolhas à superfície.
- o gel torna-se turvo.

Estes sinais mostram que pode começar o processo de eliminação.

- Raspe suavemente e sem pressão, utilizando movimentos pendulares com uma colher de escavação.
- O gel é reaplicado no local da escavação até deixar de estar turvo.
- Retire o gel e limpe a cavidade com um disco de algodão húmido, depois enxagúe.
- A remoção completa do tecido cariado é caracterizada pelo aspeto vítreo da cavidade [37].

Singh et al 2011, avaliaram e compararam a eficácia antimicrobiana, a eficácia em termos de consumo de tempo, bem como a perceção da dor, do agente de remoção de cáries quimio-mecânico Papacarie® e do método convencional. O seu estudo envolveu quarenta crianças (com idades entre os 4 e os 8 anos) com 2 lesões cariosas de graus de destruição comparáveis. Os resultados foram os seguintes:

- O tempo gasto com os meios quimio-mecânicos (328,5 ± 45,26 s) foi 3 vezes maior do que o tempo gasto com o método convencional (124,6 ± 22,76 s) ($p < 0{,}01$).
- [78]A pontuação da dor durante o método de remoção de cáries quimio-mecânico foi de 1,525 em comparação com 6,65 quando o método convencional foi utilizado ($p<0{,}01$) .
- Quanto à sua eficácia bacteriológica:

O número total viável médio de S. viridians era de 3,575 bactérias / ml antes do tratamento e foi reduzido para 0,675 após a remoção da cárie com o agente quimio-mecânico e para 0,425 com o método convencional.

A diferença entre a pontuação da amostra pré-tratamento e a pontuação da amostra pós-tratamento foi estatisticamente significativa em ambos os grupos ($p<0{,}01$). [78]Isto corresponde a uma redução média do número total de viáveis de 87,94% e 81,12% para os métodos convencional e quimio-mecânico, respetivamente.

Em 2016, com base em contagens bacterianas, Muna et al compararam a eficácia bacteriológica do gel Papacarie e dos métodos convencionais.

[2]Os resultados mostraram uma redução significativa nas contagens médias de bactérias, retiradas de cavidades de cárie, de (4300,33) para (285,33) para tratamentos com Papcarie gel e de (4425,67) para (411,33) para tratamento convencional.

5. ART (tratamento restaurador atraumático)

O tratamento restaurador atraumático é um procedimento inteiramente manual, adequado para lesões cariosas que não se estendem para além do terço exterior da dentina. Foi definido por Frencken e Van Amerongen da seguinte forma:

"O ART é uma abordagem *minimamente* invasiva para prevenir o aparecimento de lesões de cárie e travar a sua progressão. É composto por dois elementos: a reconstituição de lesões dentárias cavitárias e o selamento de fossas e fissuras adjacentes em risco. A restauração ART envolve a remoção de tecido dentário cariado amolecido e completamente desmineralizado, utilizando instrumentos manuais. Segue-se a restauração da cavidade com um material dentário adesivo, selando simultaneamente quaisquer fissuras de risco remanescentes. O selamento do ART envolve a aplicação de um cimento de ionómero de vidro de alta viscosidade (CVI) nas fossas e fissuras sob pressão digital". [32].

O ART foi originalmente desenvolvido em meados dos anos 80 como uma resposta eficaz à necessidade de cuidados preventivos e restauradores entre os grupos sociais desfavorecidos nos países mais pobres. No entanto, o facto de raramente ser necessária anestesia para este tratamento alargou as suas indicações nos países mais ricos, tornando-o o tratamento de eleição para crianças, pacientes fóbicos e certos adultos ansiosos [32].

O protocolo ART não depende de eletricidade ou de um consultório dentário. [32]Pode ser utilizado em instalações como escolas, hospitais psiquiátricos e lares de idosos.

5.3. Instrumentação

Os instrumentos necessários para a aplicação do TARV [32].

- **Um tabuleiro de base:** sonda, espelho, precelle.
- **Um pequeno cinzel de esmalte:** permite o acesso à dentina amolecida (Figura 41 (a)).
- **2 escavadoras :**

✓ Existem em diferentes tamanhos, um pequeno com uma parte de trabalho com cerca de 1 mm de diâmetro e um ligeiramente maior, que é utilizado para remover dentina amolecida (Figura 41 (b)).

✓ A escavadora maior também pode ser utilizada para colocar o material de restauração sob o esmalte e para remover o material em excesso.

- Uma pequena espátula de obturação e modelação (tipo "Ash 6 special"): para aplicar o CVI e remover o material em excesso (Figura 41 (c)).
- Um instrumento especial, a calha de acesso ao esmalte, tem duas extremidades activas em forma de pirâmide:
  - ✓ A maior pode ser utilizada quando a abertura da cavidade é relativamente grande, mas ainda precisa de ser aumentada.
  - ✓ O mais pequeno é utilizado para cavidades pequenas onde é difícil utilizar o cinzel de esmalte (Figura 41 (d)).

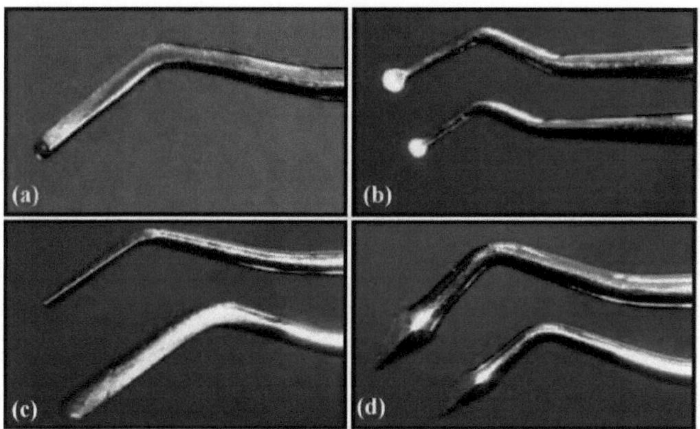

Figura 41: Instrumentos ART: (a) Cinzel de esmalte (b) Escavadoras (c) Espátula especial Ash 6 (d) Cortador de acesso ao esmalte (EAC) [32]

5.2. Equipamentos e materiais

- Os consumíveis habituais utilizados no consultório dentário: por exemplo, rolos de algodão, vaselina, etc.
- [32]Um CVI validado para utilização em ART (HVGIC): um CVI de alta

viscosidade e alta resistência, tal como: os CVIs Fuji IX™ (GC International), Ketac™ Molar, Ketac™, Easymix (3M ESPE), Chemflex™ (Dentsply).

5.4. Protocolo de funcionamento

Preparação de instrumentos e materiais ART antes do procedimento clínico.

Isolamento do local da cirurgia. [32]

Podem ser utilizados rolos de algodão para o ART, embora todos os protocolos de colagem recomendem a utilização de um dique, uma vez que a contaminação do local cirúrgico com saliva ou sangue afectará a colagem do IVC à superfície dentária.

- [32]**Exame do dente cariado :**
  - Remova cuidadosamente todos os resíduos alimentares e/ou placa bacteriana dos poços e ranhuras utilizando uma sonda sem pressão
  - Limpe a superfície do dente com um algodão embebido em água e depois seque-o com uma bola de algodão seca.
- [32]**Estabelecimento de um acesso proporcional à lesão cariosa :**

Geralmente, é utilizado um cinzel de esmalte para alargar a entrada de modo a aceder a áreas mais profundas (Figura 43). A rotação para a frente e para trás vai fraturar o frágil esmalte desmineralizado que rodeia a cavidade e permite um acesso adequado à dentina cariada para a escavadora mais pequena. Se a lesão cariosa for muito pequena em comparação com o cinzel de esmalte, a pequena extremidade ativa do cortador de acesso ao esmalte (EAC) pode ser usada para fraturar o esmalte desmineralizado menos resistente e aumentar o acesso. Deve ter em atenção que a utilização do EAC não deve criar cavidades iatrogénicas. Por conseguinte, em caso de dúvida, é mais seguro colocar diretamente um selante terapêutico sem quaisquer disposições especiais.

- **Curetagem de dentina amolecida:**

O esmalte não suportado só deve ser removido se for necessário um acesso adicional para remover toda a dentina amolecida pelo JAD. Será parcial e suavemente fracturado com a lâmina do cinzel de esmalte na direção dos prismas de esmalte (Figura 42). Nos casos em que o esmalte é demasiado fino e frágil, mas não impede que a dentina amolecida seja curetada, esta será deixada no local, uma vez que se tornará suportada quando a cavidade for restaurada com CVI.

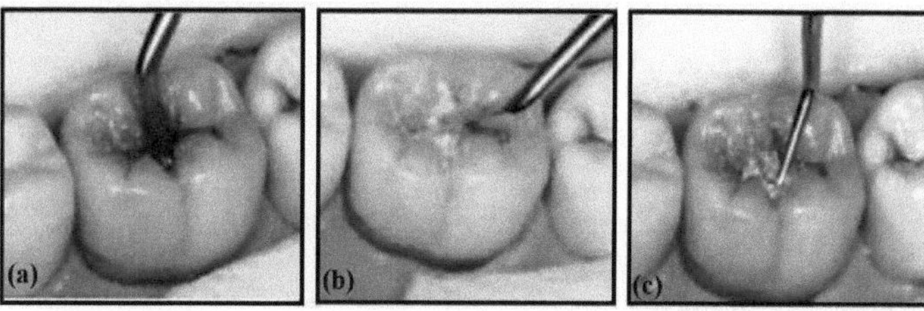

Figura 42: Escavação do tecido frisado pelo ART. (a) Cinzel de esmalte no lugar; (b) Acesso feito com a borda cortante do cinzel de esmalte. (c) Curetagem da dentina amolecida. [32]

- **Acondicionamento da cavidade, dos veios e das ranhuras adjacentes:**

[32]Deve notar-se que a utilização de instrumentos manuais produz uma lama de dentina que deve ser removida utilizando um condicionador de dentina, a fim de melhorar a ligação química e mecânica do IVC aos tecidos dentários.

- **Mistura CVI :**

A mistura exacta do IVC é essencial para obter resultados fiáveis.

- **Preencha a cavidade e preencha as cavidades e ranhuras:**

Utilizando a parte redonda da escavadora ou a pequena espátula de enchimento e modelação, :

- Introduza rapidamente o CVI na lesão, desde que a sua superfície seja brilhante, para não alterar as suas propriedades adesivas.

- Evite bolhas de ar compactando o CVI sob as saliências do esmalte antes de preencher a cavidade do núcleo.
- Preencha a cavidade ligeiramente excedente e, em seguida, todos os poços e ranhuras adjacentes à cavidade (Figura 43).

De seguida, o excesso de IVC é movido em direção aos bordos exteriores da superfície oclusal, utilizando a técnica "Press Finger" (Figura 43). Finalmente, o excesso de CVI é removido com a espátula de obturação ou com a escavadora de maior calibre, tendo o cuidado de não desinserir a restauração (Figura 43).

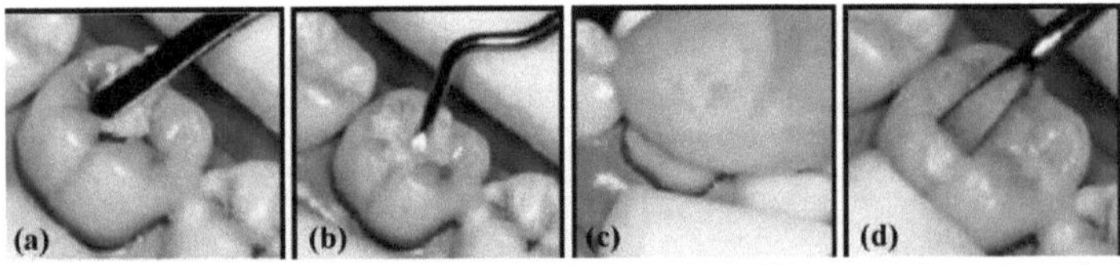

Figura 43: Preenchimento da cavidade com IVC; (a) Inserção do IVC com a parte arredondada da espátula; (b) Espalhamento do excesso de IVC sobre a rede de poços e sulcos adjacentes à cavidade; (c) Deslocação do IVC utilizando a técnica de pressão digital; (d) Remoção do excesso de IVC com a técnica especial Ash 6. [2[3]]

* **Acabamento do restauro ART (Figura 44)** [32]

- Verifique a oclusão antes de o material assentar completamente.
- Aplique vaselina no recheio ou cubra-o com um verniz
- Aconselhe o doente a não comer durante pelo menos uma hora.

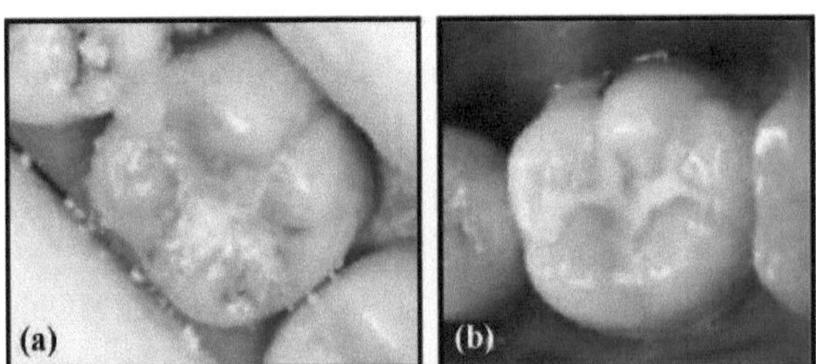

[32]Figura 44: Acabamento do enchimento (a) Enchimento vaselinado (b) Resultado final []

De acordo com a meta-análise de 2017 de Frencken et al, a sobrevivência média ponderada dos selantes ART / HVGIC após 1, 2, 3, 4, 5 e 6 anos foi de 79%, 69%, 68%, 62%, 63% e 59%, respetivamente. [24]O efeito dos selantes ART / HVGIC na prevenção de lesões de dentina cavitária parece ser muito elevado: a média ponderada de lesões de dentina cavitária em fossas e fissuras seladas após 1, 2, 3, 4, 5 e 6 anos foi de 0,4%, 2,4%, 2,8%, 4,1%, 9,6% e 15%, respetivamente.

6. Brocas para microdentistas

As brocas tradicionais já não são utilizadas na medicina dentária moderna. Não se preocupam com a preservação do esmalte não suportado e a sua utilização teve um efeito iatrogénico significativo no complexo dentina-polpa. Para além disso, os resultados das suas preparações já não estão de acordo com os requisitos das preparações microinvasivas. Como resultado, foram desenvolvidas novas brocas [66].

5.5. Micro morangos

Estas micro-brocas são concebidas para a preparação de cavidades superficiais (por exemplo, conjuntos 4337 e 4383 da Komet, GEBR. BRASSELER):

- uma pequena cabeça não regulável,
- diferentes granulometrias para controlar a redução
- um pescoço longo e fino para uma visão direta da preparação,
- um perfil fino para uma boa irrigação em cavidades estreitas
- uma fixação rígida na cabeça rotativa [66] (Figura 45).

[66]No entanto, para evitar que os seus pescoços se partam, é preferível utilizá-los com um contra-ângulo de anel vermelho a uma velocidade máxima de 160 000 rpm, a baixa pressão e acompanhados de um spray .

- **O conjunto 4337 contém :**
  - As brocas pequenas (889M/ 838M/ 830RM) são utilizadas para tratar cáries de fissuras ou para aceder a lesões maiores.
  - As brocas em forma de bolbo (953M/953AM) são utilizadas para curar cáries mais profundas.
  - [66]As brocas 830M/ 953M/ 953AM também podem aceder mais facilmente às faces proximais.
- **O Set 4383** foi especialmente concebido para a escavação de dentina infetada. Contém dois tipos de brocas:
  - Brocas de carboneto de tungsténio que cortam mais eficazmente, produzem menos calor e proporcionam uma superfície mais lisa.
  - [66]Brocas de diamante para esculpir e polir obturações .

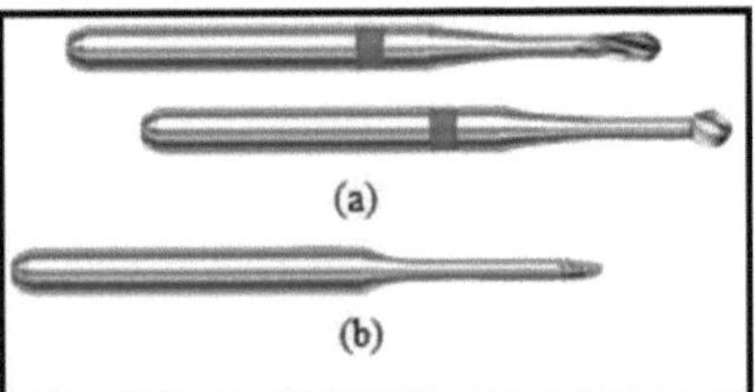

Figura 45: Micro brocas: (a) brocas de carboneto de tungsténio, (b) brocas de diamante [66]

Aplicação clínica de micro rebarbas (Figura 46) :

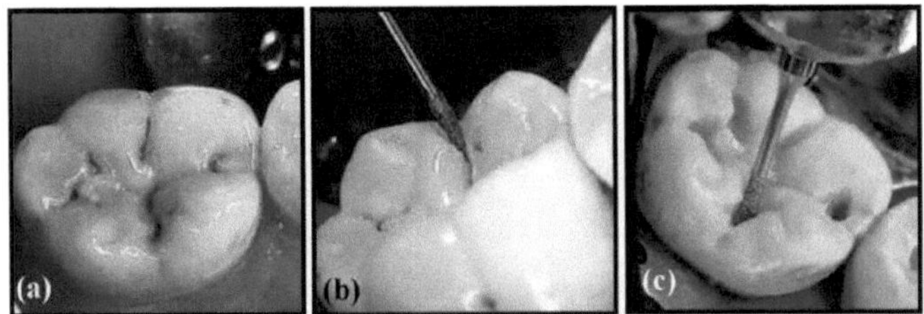

Figura 46: Utilização de microbites num 46: (a) Cárie do silhão e cárie proximal; (b) Abertura e exposição da cárie com a ponta do instrumento 889M; (c) Escavação da cárie do sulco com o instrumento 830RM.314.009 em forma de pera. [66]

6.2. Fresas fabricadas com polímeros auto-limitantes

Estas brocas foram desenvolvidas para resolver o problema clínico do ponto limite de escavação, cujo princípio se baseia na dureza da estrutura dentária e não na sua coloração. São fabricadas com polímeros auto-limitantes cuja dureza Knoop específica lhes permite remover seletivamente a dentina cariada sem afetar a integridade da dentina sã, que é mais dura. [23]Exemplo: SmartBurs II do laboratório SS White (Figura 47).

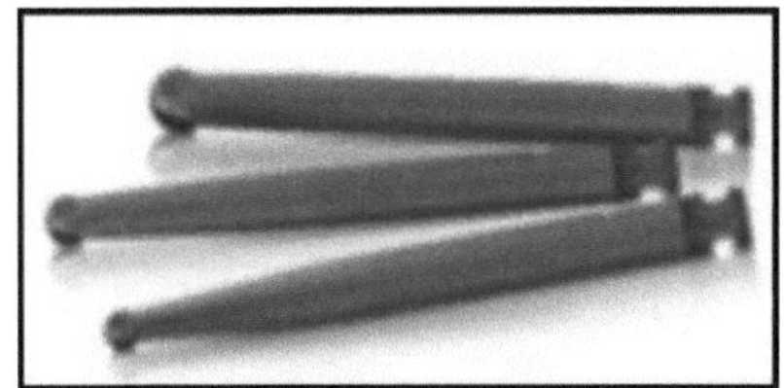

[23]Figura 47: Fresas SmartBurs II do laboratório SS White [ ]

6. A técnica de abrasão a ar

Esta técnica envolve a projeção de partículas abrasivas utilizando um jato de ar comprimido a alta velocidade para preparar cineticamente as cavidades. Foi desenvolvida em 1945 por Robert Black como substituto da peça de mão. Posteriormente, foi desviada da sua utilização primária a favor de técnicas de diagnóstico, porque, na altura, os requisitos de colocação de amálgama exigiam preparações arquitectónicas [7].

Hoje em dia, graças ao conceito de medicina dentária minimamente invasiva e aos materiais de obturação adesivos, a utilização desta técnica está a tornar-se muito atractiva e oferece uma série de vantagens clínicas.

A abrasão a ar respeita os princípios da economia de tecidos, preservando a integridade das estruturas dentárias saudáveis à volta da lesão.

[5]É uma técnica minimamente invasiva que permite a preparação de pequenas

cavidades com superfícies rugosas que são ideais para materiais de preenchimento de ligação direta [0] . Além disso, a ausência de ruído, vibração e geração de calor causa menos dor e reduz a necessidade e o uso de anestésicos, o que a tornou bem aceite pelos pacientes [7].

6.3. Mecanismo de ação

2 22A técnica de abrasão a ar baseia-se nos princípios físicos da energia cinética e do efeito de dispersão das partículas de acordo com a fórmula E= ½ mv (em que "m" representa a massa e "v" a velocidade) [ ].

O controlo do sistema pelo operador é essencial, uma vez que este tem de lidar com uma série de variáveis para otimizar a eficiência de corte destes abrasivos. Estas variáveis incluem

Forma da partícula:

- pó angular moído,
- esférico [7]

As partículas angulares são mais abrasivas nos tecidos duros. 3No entanto, nos tecidos moles, são absorvidas e perdem a sua energia cinética, ao contrário das partículas esféricas, que não penetram e retêm a sua energia cinética para desestruturar e destruir o tecido [ ].

- **Tamanho das partículas :**

Isto aplica-se apenas a partículas esféricas, que podem ter até 150 microns de diâmetro [7]. O aumento do tamanho das partículas aumenta a energia cinética transferida para a superfície, o que pode causar desconforto ao paciente. Por esta razão, um tamanho de partícula de 27 µm tem sido considerado suficiente para preparações intra-orais [3].

- **A natureza das partículas :**

'Ou óxido de alumina (Ah03) : Trata-se de partículas biocompatíveis, hidrofóbicas, com um diâmetro entre 27 e 50 µm.

Estes dão uma dureza de 2100 knoop, que é necessária para a abrasão a um custo relativamente baixo [3].

Ou vidros bioactivos: apresentam-se sob a forma de pó ou de esferas, com uma dureza de 420 knoop inferior à da alumina.

Estes vidros bioactivos são frágeis. Uma vez em contacto com o tecido duro, fracturam e reagem com uma solução aquosa ou química. Isto leva a uma alteração estrutural que resulta na formação de uma camada de hidroxiapatite (HCA) na superfície, daí o potencial de remineralização da superfície [3].

[3]**Ou resina de policarboxilato: Trata-se** de um pó triturado cuja dureza é ligeiramente inferior à da alumina, mas idêntica à da dentina, o que lhe permite atingir os tecidos moles, poupando os tecidos sãos.

- **A pressão fornecida :**

A pressão do ar pode atingir 160 PSI (libras por polegada quadrada). [22]Sabendo que as pressões mais baixas permitem um melhor controlo e visibilidade, Imran et al. sugerem uma pressão de ar entre 40 e 60 PSI (2,75-11,03 bar).

- **Diâmetro do inserto :**

Existem geralmente dois diâmetros à sua escolha: 0,38 ou 0,48 mm.

De acordo com Peruchi et al, a ponta de 0,48 mm aumenta a profundidade do preparo. [70]A ponta de 0,38mm permite a remoção precisa de tecido de dentes temporários.

- **Angulação da inserção :**
  - Angulação de 80° :

Como o jato é perpendicular à superfície, concentra as partículas para uma eficácia máxima.

A cavidade criada no esmalte será estreita e terá uma profundidade de 39 a 169 um.

- Angulação de 45° :

O jato oblíquo não permite que as partículas se concentrem num ponto porque não atingem a superfície ao mesmo tempo.

[74]A cavidade criada será menos profunda mas mais larga .

- **A distância entre o bocal e a superfície a tratar :**

A distância de funcionamento deve situar-se entre 0,5 e 2 mm para maximizar a convergência do jato abrasivo. [22]Para além deste valor, as partículas dispersar-se-ão e perderão a eficácia de corte.

- **Tempo de exposição :**

A profundidade da preparação é proporcional ao tempo de exposição. [3]Por este motivo, o profissional deve trabalhar com pequenos traços de 0,5-2 segundos e efetuar controlos frequentes para evitar uma preparação excessiva.

- **Tipo de jato abrasivo :**
  - **Seco:** [51]O ar abrasivo seco é muito potente, mas cria muita poeira, que pode desgastar os instrumentos periféricos.
  - **Húmido:** A adição de água ao nosso sistema concentra o fluxo de partículas, produzindo um jato abrasivo preciso que não gera calor nem pó. [51]Isto facilita a aspiração das partículas, preservando o motor de aspiração.

Atualmente, a abrasão a ar acrescenta valor em todas as áreas da medicina dentária conservadora. [50]É a técnica de eleição para a preparação de pequenas cavidades para a Classe V, bem como para a Classe I (Figura 48), para a Classe II, criando cavidades do tipo túnel, e para as Classes III e IV, onde o acesso é fácil e não requer anestesia. [7]Além disso, a utilização de um polidor a ar com uma suspensão de bicarbonato de sódio ($NaHCO_3$) permite a limpeza de fossas e fissuras, bem como de cavidades de cárie, o que facilita o exame visual.

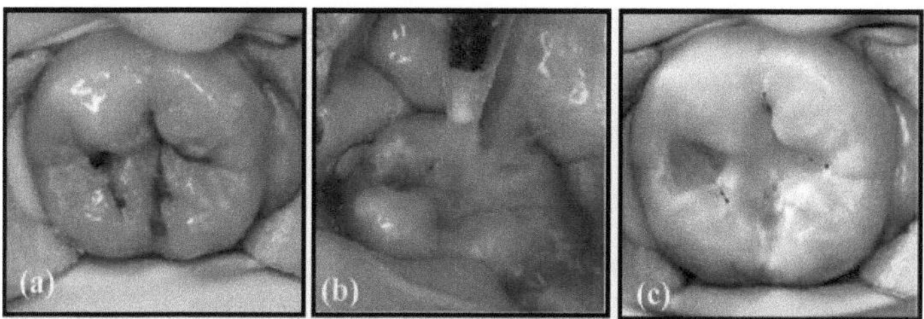

Figura 48: Preparação de uma cavidade utilizando abrasão a ar húmido: (a) Lesão cariosa de classe I. (b) Preparação da cavidade. (c) Resultado final da preparação. [50]

7.2. Os diferentes sistemas

No mercado, estes sistemas podem assumir a forma de :

- uma unidade de acessórios de rolamento, como o jato sussurrante KCP-1000.
- uma pequena unidade do tipo scaler (por exemplo, Air flow® prep K1 MAX da EMS ou AquaCare® da Velopex)
- uma peça de mão, como a Rondoflex® plus da Kavo (Figura 59) [51]

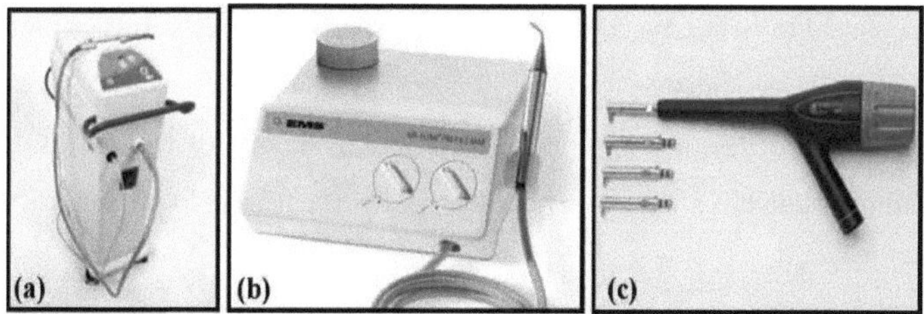

Figura 49: Diferentes sistemas de abrasão a ar: (a) KCP-1000 whisper jet (b) Air flow® prep K1 MAX (c) Rondoflex® plus [51]

[31]No entanto, existe um dispositivo de abrasão de ar seco de utilização única que pode ser ligado ao cabo da turbina através de uma ligação especial: o Airbrator® da Edge Dental (Figura 50). O fabricante forneceu um kit de iniciação que contém :

- o adaptador para o cabo da turbina,
- cartuchos abrasivos com código de cores:

- ✓ **Vermelho:** 3 cartuchos de óxido de alumina de alta qualidade
- ✓ **Azul:** 1 cartucho de óxido de alumina de grão médio
- ✓ **Verde:** 2 cartuchos de bicarbonato de sódio de grão pequeno para polimento e limpeza [98]

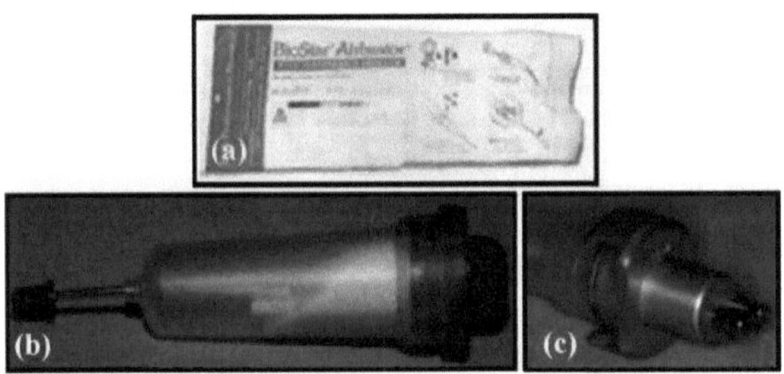

Figura 50: Edge Dental Airbrator® (a) Saco de armazenamento com instruções de inserção. (b) Inserto descartável com cartucho de granulometria elevada; (c) Adaptador do cabo da turbina.[98]

7.3. Acessórios para aparelhos de jato de ar

7.3.1. Espelho intra-oral resistente à abrasão a ar

Foi concebido pela CrystalMark Dental Systems para resistir às explosões indirectas de pó abrasivo. Isto evita a necessidade de o dentista verificar por visão direta, o que, a longo prazo, teria efeitos deletérios nas costas. [31]O espelho é banhado a ouro para facilitar a identificação pelo pessoal (Figura 51).

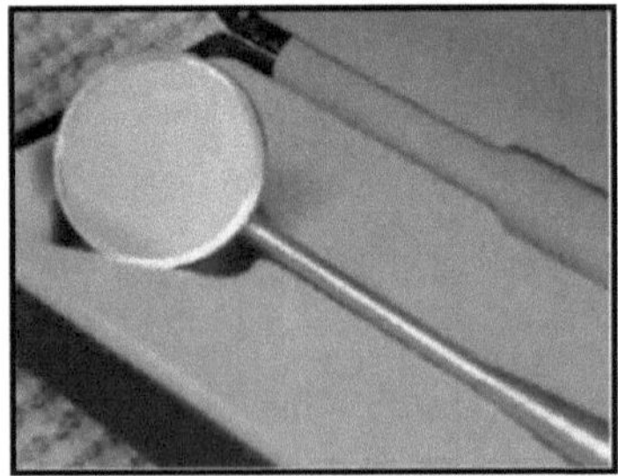

Figura 51: Espelho CrystalMark [311

7.3.2. Armadilha de areia

[31]Este dispositivo permite que as partículas abrasivas sejam evacuadas por sucção, impedindo-as de entrar na cavidade oral do doente (Figura52) .

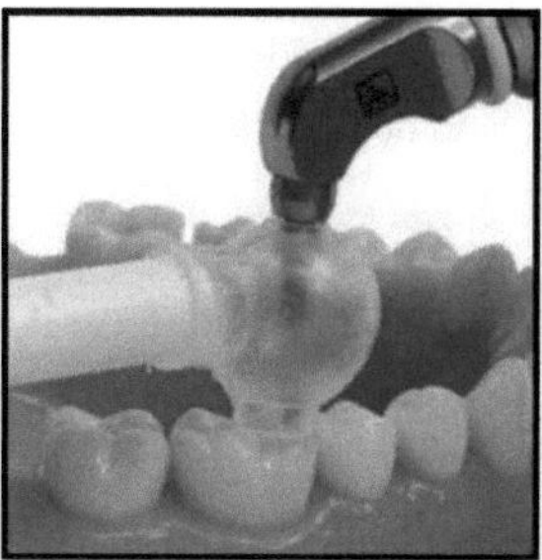

Figura 52: Coletor de partículas [31]

7.3.3. Power plus booster

Este acessório está disponível para a Danville Engineering Prep Start. [31]Recomprime o ar comprimido até 135 ps, permitindo um corte mais rápido e reduzindo o tempo de trabalho.

7.3.4. Sistema de escape de grande volume

Este acessório é o companheiro ideal para sistemas de ar abrasivo. Oferece uma aspiração que elimina qualquer possibilidade de contaminação da operação por partículas abrasivas. [31]Exemplo: o RapidVac .

7.3.5. MicroVibe

[31]É um dispositivo cuja ponta proporciona vibrações mecânicas que facilitam a penetração da resina em espaços estreitos e melhoram o selamento de fossas e fissuras, aumentando o contacto entre o selante e a estrutura dentária.

8. Sistemas oscilatórios

A técnica utiliza dois sistemas, a sono-abrasão ou a ultra-sono-abrasão, cujo princípio se resume na utilização de um instrumento abrasivo diamantado do tipo pastilha, animado por um movimento vibratório sobre a lesão cariosa. Este movimento oscilatório permite-nos criar cavidades complexas do tipo "túnel" ou "funil", bem como acabamentos e outras formas variadas de preparação. [83]Além disso, a chamada pastilha hemiworking utilizada possui um lado de trabalho e um lado de não trabalho, o que oferece a vantagem de preservar os dentes adjacentes durante o preparo das cavidades proximais (Figura 53).

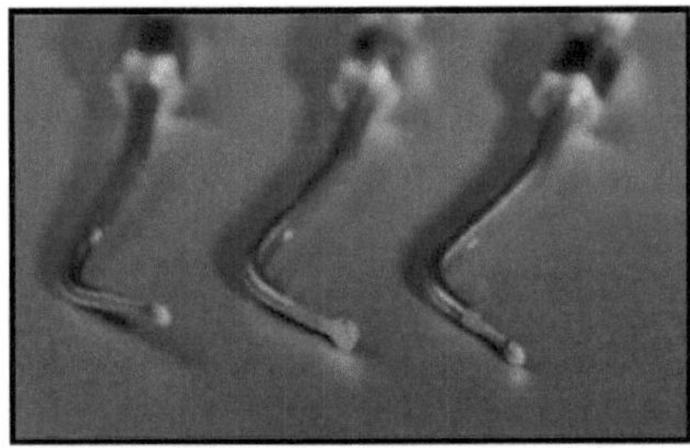

Figura 53: Pontas SONICflex revestidas a diamante apenas num lado para permitir preparações mínimas [49]

8.1. Mecanismo de ação

Os processos ultra-sónicos e sónicos são orquestrados por quatro efeitos:

- **Vibração:** gera a amplitude e a trajetória descritas pela inserção. Caracteriza-se por uma frequência que regula o impacto do instrumento sobre o tecido. Varia em função da potência fornecida pelo gerador, da inserção utilizada e da quantidade de fluido utilizada em combinação: quando o caudal de fluido aumenta, a vibração diminui.
- **Abrasão:** é o efeito mecânico associado à vibração. Depende do tamanho do grão da pastilha e da dureza do tecido, seguindo o gradiente: esmalte > esmalte alterado > dentina > cemento > tecido cariado > tecido mole.

Assim, quanto mais duro for o tecido, mais eficaz será a abrasão.

- **O efeito térmico:** É uma consequência da vibração e do tempo de utilização. Recomenda-se, portanto, que utilize pelo menos uma irrigação alternadamente e que trabalhe com um contacto intermitente para evitar o aquecimento dos tecidos.
- **Cavitação:** Corresponde à implosão de microbolhas formadas pelas ondas do fluido de irrigação. [16]Desempenha um papel importante na limpeza das superfícies e na eliminação de detritos.

8.1.1. Técnicas de som abrasivo

Esta técnica gera vibrações utilizando ar comprimido da unidade dentária, que é transmitido ao punho da peça de mão. O ar pressurizado ativa um rotor pneumático que provoca uma oscilação circular, a qual é transmitida à pastilha, que trabalha então num movimento elíptico tridimensional. [16]As peças de mão utilizadas funcionam a frequências de 6000Hz com uma amplitude inferior a 200μm, fornecendo 3 níveis de potência com um nível de ruído entre 61 e 71dB (tabela XII). [16]Atualmente, estão equipadas com LEDs integrados, um spray de arrefecimento e uma ligação multiplex.

Quadro XII: Folha de dados da peça de mão SONICflex [83]

Níveis de potência	Amplitude	Frequência	Nível de ruído	Indicações
Nível 1	120 μm	6.000 Hz	61 dB	Acabamentos e trabalhos de conservação da substância dentária
Nível 2	160 μm	6.000 Hz	69 dB	Preparação
Nível 3	160 μm	6.000 Hz	71 dB	Preparação com inserções Approx

8.1.2. Técnicas abrasivas ultra sónicas

Note-se que existe o ultrassom magnetostrictivo, que gera uma vibração através de uma corrente eléctrica transformada por lâminas magnetizadas. [44]Trata-se de magnetostricção ou "piezomagnetismo", só que a sua utilização foi orientada para os tratamentos de manutenção periodontal e depois abandonada progressivamente a favor da "piezoeletricidade". [16]Esta última utiliza os ultra-sons piezoeléctricos, que geram vibrações através de uma corrente alternada amplificada por um gerador, passada através de pastilhas de cerâmica e transmitida ao Tinsert, conferindo-lhe uma capacidade de trabalho . Estas peças de mão ultra-sónicas fornecem uma frequência elevada entre 20.000Hz e 40.000Hz. Estão equipadas com LEDs e são utilizadas em geradores piezoeléctricos com spray de arrefecimento e potência de vibração Tinsert ajustáveis em função da utilização. [16]Exemplo: PIEZON® Master 700 da EMS (Figura 54) .

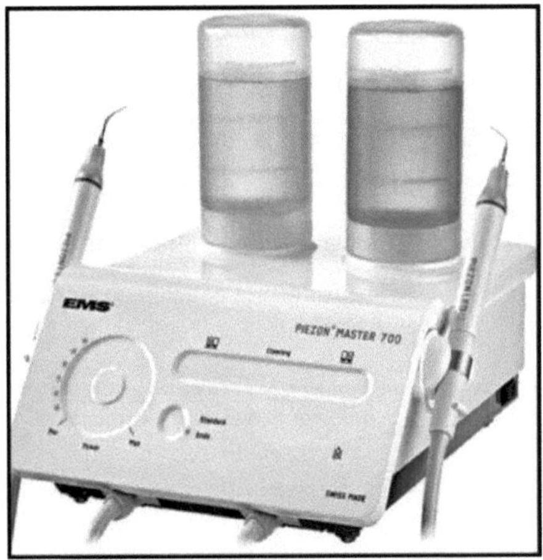

[92]Figura 54: PIEZON® Master 700 do EMS ɪ ı

8.2. Protocolos operacionais

A preparação limita-se a um acesso localizado ao esmalte, seguido da remoção da dentina patológica subjacente confinada ao terço exterior da dentina.

Nos casos mais favoráveis, estas duas operações podem ser realizadas concomitantemente, seleccionando uma única pastilha sono-abrasiva de tamanho e dimensão adequados. Em geral, esta evacuação não é completada por fresagem.

No entanto, o trabalho de abrasão de Tinsert pode ser facilitado por um acesso pontual ao esmalte, utilizando uma broca de diamante micro-dentária [16].

8.2.1. Mini cavidades oclusais (alvéolos, sulcos oclusais)

De um modo geral, no caso de uma preparação anfractuosa estritamente limitada aos sulcos, deve optar-se por uma pastilha pontiaguda com uma extremidade de trabalho. Por outro lado, se a lesão estiver localizada numa fossa e se estender em profundidade. Para além da junção amelo-dentinária, escolheríamos uma bola de pequeno diâmetro ou uma pastilha de rolha de champanhe [16] (Figura 55).

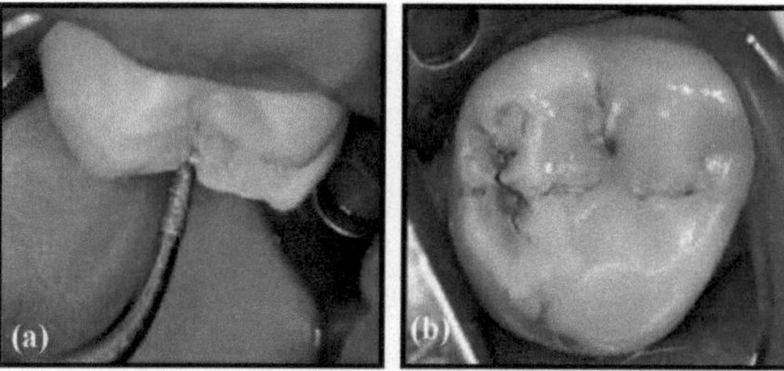

Figura 55: Preparação de um sulco oclusal distal cariado de um 27: (a) Inserção SF 849 009 SonicLineKometS no local; (b) Resultado clínico [16]

No entanto, se o sulco ocluso-distal dos molares superiores tiver que ser aberto, existe o risco de um preparo excessivo, agravado pela dificuldade de acesso e visão. Por essa razão, é preferível completar a remoção de tecido por fresagem, usando brocas de cerâmica (por exemplo, K1SM 204, CeraburKomet®) do tamanho apropriado (010-012) (Figura 56).

[16]Estes instrumentos apresentam um risco menor do que os instrumentos rotativos convencionais e limitam a fragilidade dos rebordos marginais.

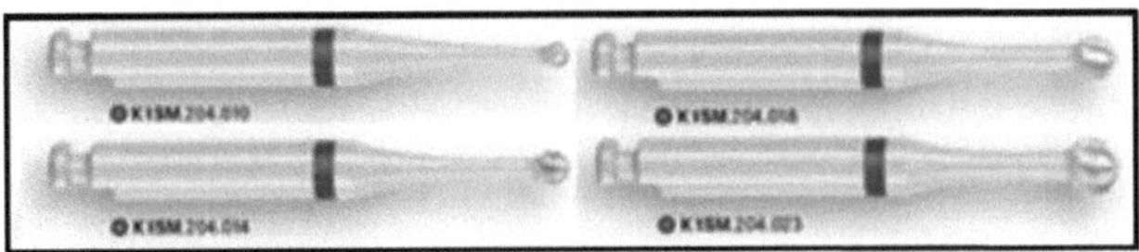

Figura 56: Brocas de cerâmica CeraburKomet® K1SM 204 [16]

[16]Em certos casos especiais, como a micro-preparação oclusal na presença de cavitações erosivas cariosas das pontas das cúspides, é possível utilizar pontas esféricas multi-lâminas, que permitem a remoção de tecido danificado e a preparação do esmalte, evitando microfissuras e limitando a fragilização de áreas sujeitas a grande tensão mecânica (Figura 57).

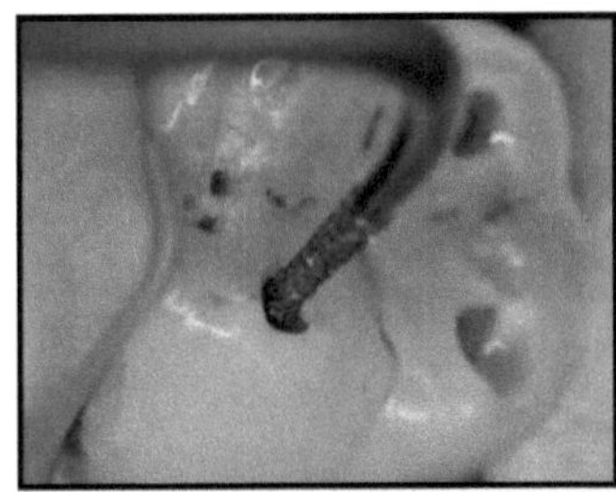

Figura 57: Micropreparação oclusal com a pastilha SonicflexKavoS 42 311 [16]

8.2.2. Mini-cavidades proximais

Estas preparações diferem pelo facto de a crista marginal ser mantida ou parcialmente removida.

Preparação com remoção parcial da crista marginal.

O procedimento normalizado consiste em :

- Utilize uma broca de diamante para aceder ao esmalte.
- Seleccione o tipo de inserção e a orientação mesial ou distal da sua peça de trabalho com ponta de diamante para completar a preparação.
- [16]Simultaneamente, faça a "mini cavidade" e termine os bordos cervicais e proximais (figura 58).

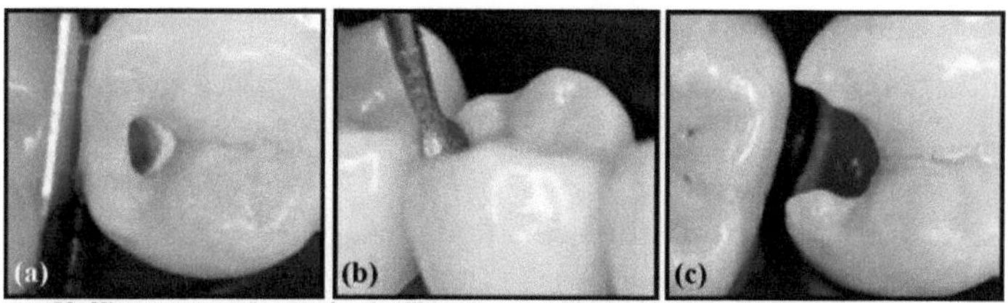

Figura 58: Micropreparação proximal utilizando a pastilha hemisférica 33 SonicSys micro Kavo®. [16](a) Acesso ao esmalte com broca de diamante; (b) Remoção de tecido alterado; (d) Resultado final do preparo[]

[16]É de salientar que, apesar da utilização de pastilhas hemiworking, que nos oferecem a vantagem de preservar os dentes adjacentes, seria judicioso instalar uma matriz e uma proteção em cunha: exemplo Fender Wedge Prep Direta® .

Preparação com preservação parcial da crista marginal :

Existem dois tipos de preparação à nossa disposição:

- [1]Uma preparação ocluso-proximal tunelizada conhecida como "slot": trata-se de uma mini-cavidade proximal vertical, considerada como a preparação adesiva interproximal de primeira linha, no conceito de tratamento operatório *mínimo* das lesões cariosas SiSta 2.1 e 2.2 [6].
- Preparação de um acesso vestíbulo-lingual: trata-se de uma mini cavidade horizontal.

Estes tipos de preparação estão reservados para os seguintes casos especiais:

- Ou uma lesão distante do contacto interproximal.
- Ou acesso direto à lesão proporcionado pela ausência do dente adjacente.
- Por outras palavras, uma embrasura muito triangular com um índice Le Huche elevado.
- [1]Ou um mau posicionamento [6].

durs No entanto, qualquer que seja o tipo de acesso, o profissional deve operar sob uma barragem para empurrar para trás a papila interdental e com ajudas ópticas para guiar a inserção em áreas de extensão cariosa e para controlar a eliminação progressiva de tecidos [16].

8.2.3. Mini cavidades cervicais

Estas preparações são facilitadas pelo acesso direto à lesão no terço cervical das superfícies vestibular e lingual, e podem ser realizadas com uma inserção sono-abrasiva de meia bola.

[1]Este último pode facilmente trabalhar na embrasura se as lesões se estendem proximalmente e permite-nos remover seletivamente o esmalte e/ou dentina não preserváveis, preservando os tecidos periodontais (Figura 59) [6]. Deve-se notar que, por razões estéticas, podemos :

- Chanfre o bordo cavosuperficial do esmalte sobrejacente
- [1]Ou retire o mínimo possível de uma superfície dentinária alterada e enegrecida [6].

De acordo com a meta-análise efectuada por Ntovas et al. em 2017, o biselamento das margens cervicais inacessíveis melhora a adaptação marginal [68].

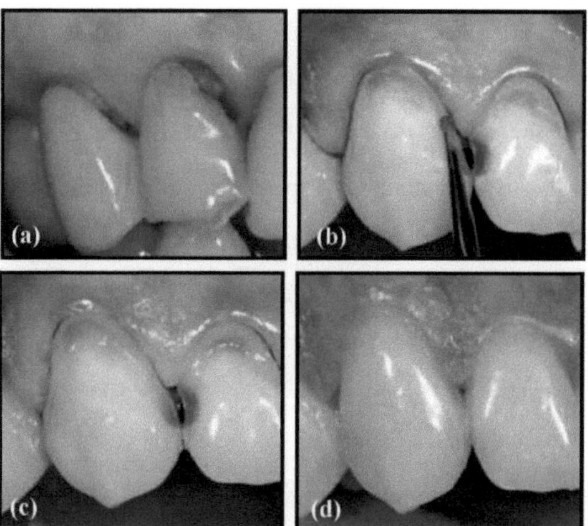

[1]Figura 59: Preparações sono-abrasivas de lesões cervicais: (a) Lesões cariosas secundárias justagengivais no local 3. (b) Utilização de pastilha diamantada de meia bola. (c) Resultado final das preparações (d) Resultado clínico após restaurações com compósito.[6]

Giuriato et al, num estudo in vitro, compararam o grau de microinfiltração de restaurações de resina composta Classe V cujas cavidades foram feitas em 30 dentes bovinos divididos em três grupos de tratamento (n = 10): G1 - preparo com broca diamantada, G2 - preparo com laser Er, Cr: YSGG (2,78 μm) e G3 - preparo com pontas diamantadas acopladas ao sistema de ultrassom (CVDentus) . Os resultados do tratamento para os 3 grupos mostraram uma diferença significativa (p = 0,0007). [27]No entanto, revelaram que a eficácia do sistema de ultra-sons não foi estatisticamente diferente da eficácia da broca de diamante (p> 0,05).

9. O laser

9.1. Apresentação da luz laser

9.1.1. Composição da luz laser

É uma forma de luz que não existe na natureza, mas resulta da amplificação da luz por emissão estimulada de radiação, que depende da coexistência de três elementos (Figura 60):

Um meio ativo: é constituído pelos átomos a excitar e é representado por um gás (CO2, hélio de néon, árgon), um sólido (Nd- YAG, Er-YAG) ou um líquido (corantes).

- É este ambiente que nos permitirá definir o tipo de laser.
- **Uma fonte de bombagem**: trata-se de uma fonte externa que fornece ao meio uma energia inicial que permite a excitação molecular e, por conseguinte, a conversão de átomos de baixa energia em átomos de alta energia: é a chamada "inversão de população".
- **Uma cavidade de ressonância**: é criada colocando dois espelhos planos ou esféricos frente a frente e espaçados a uma distância L em função do comprimento de onda produzido. Isto permite refletir certos raios luminosos que, de outro modo, poderiam ficar confinados [11].

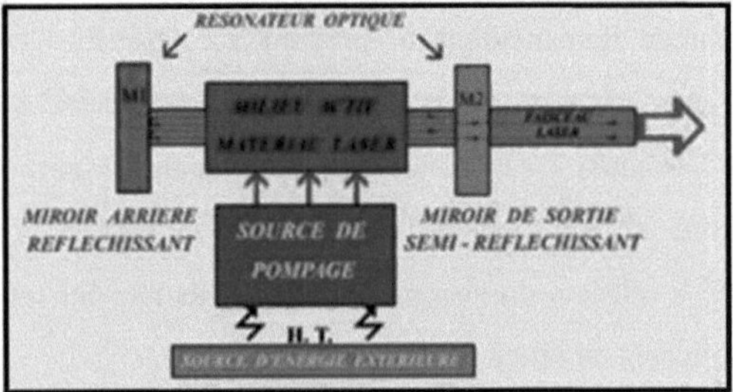

Figura 60: Princípio de funcionamento do laser [96]

9.1.2. Propriedades da luz laser

[1]O feixe laser obtido é unidirecional, monocromático, coerente e intenso [1]. [26]A maioria dos feixes laser é emitida na gama do visível ou do infravermelho (Figura 61) [].

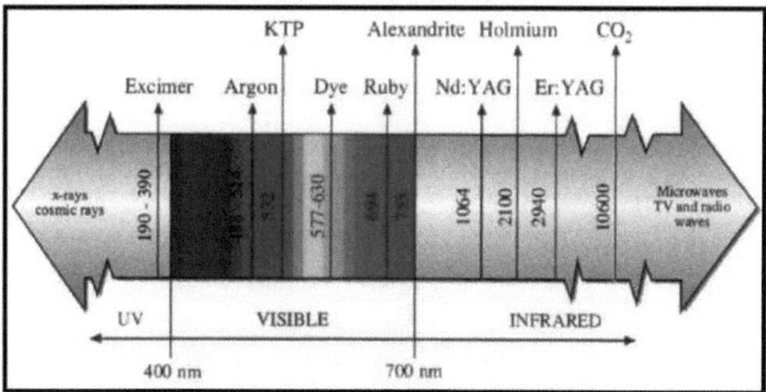

Figura 61: O espetro de diferentes lasers [26]

9.1.3. Características energéticas da luz laser

As energias geradas são medidas de acordo com :

- **Potência**: medida em watts (W). [1]Representa a potência de um sistema energético no qual uma energia de 1 joule é transferida uniformemente durante 1 segundo (W=J.s^).

- **Energia:** é expressa em Joules (J) e caracteriza o trabalho produzido por um sistema para produzir luz, calor ou movimento.

I joule corresponde à exposição a uma potência de 1 watt durante um segundo.

- [2] [75]**Fluência**: é a quantidade de energia recebida por unidade de área, expressa em J/cm .

II Existem 3 modos de emissão:

- **Contínua:** a potência instantânea é constante ao longo do

tempo.

- **Pulso ou pulsado:** a potência instantânea varia com o tempo.

- [75]**Acionado:** interrupção do feixe contínuo .

9.2. Áreas de utilização

[80]Note-se que, dependendo do comprimento de onda e da composição do tecido, o feixe laser pode reagir de diferentes formas: será transmitido, refletido, absorvido ou disperso (Figura 62) .

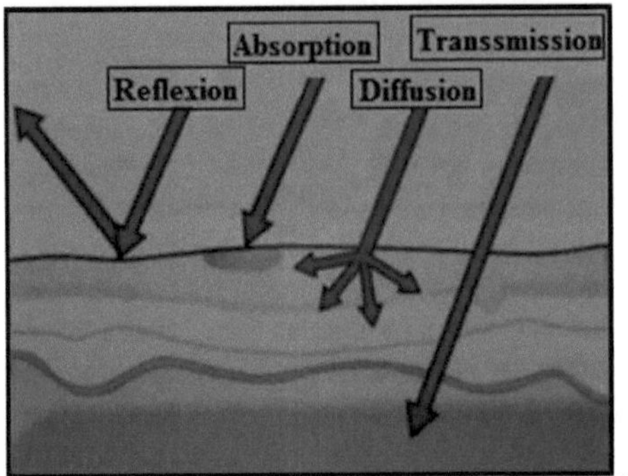

Figura 62: Interacções entre os feixes de laser e os tecidos [80]

No entanto, quando direcionado para o tecido dentário, gengival ou ósseo, são obtidos vários efeitos diferentes (Figura 63):

Os efeitos da radiação laser absorvida à superfície dos tecidos :

- **Foto-ablação**: consiste em quebrar as ligações moleculares.
- Ou **aquecimento**: trata-se de um efeito térmico que provoca a liquefação e a vaporização do tecido na sequência de um aumento de temperatura devido a vibrações moleculares.

Os efeitos da radiação laser que penetra profundamente nos tecidos :

- Ou **descontaminação**: elimina as bactérias patogénicas responsáveis por uma vasta gama de infecções.
- Ou **bio-estimulação celular:** efeito dessensibilizante, anti-inflamatório e analgésico.
- [26]Ou **bio-ativação:** ativação e aceleração da cicatrização óssea ou gengival .

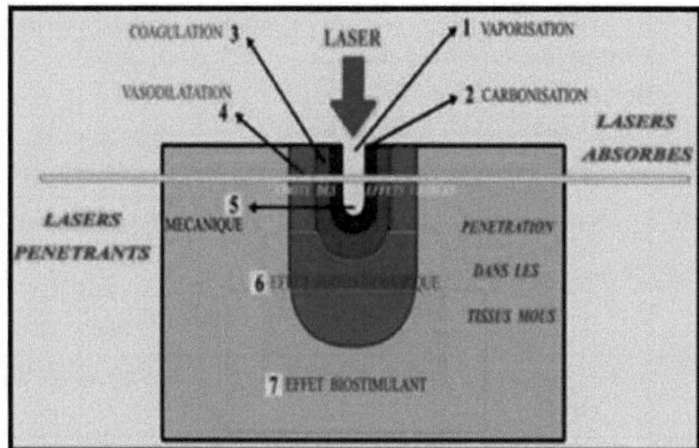

Figura 63: Principais efeitos dos lasers [96]

Note-se que cada comprimento de onda tem uma absorção específica nos diferentes constituintes dos tecidos biológicos: água, hemoglobina, hidroxiapatite e melanina [80] (Figura 64).

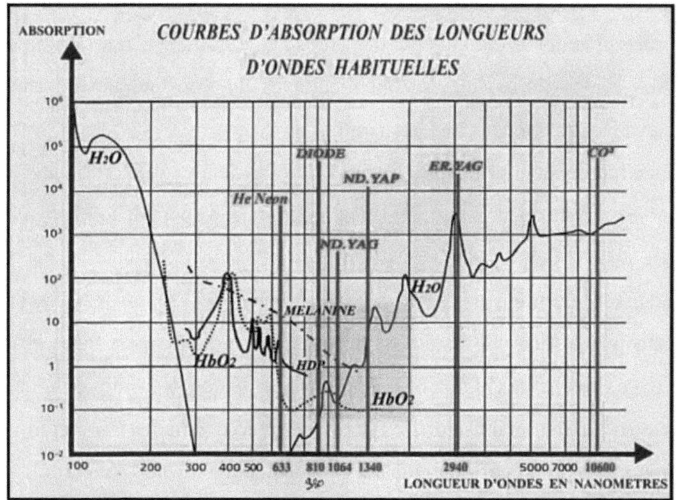

Figura 64: Diagrama de absorção dos lasers nos vários constituintes do tecido biológico [80].

Consequentemente, as características específicas de cada laser e os seus comprimentos de onda específicos serão decisivos para influenciar a sua afinidade com os diferentes tecidos da cavidade oral (Tabela XIII) [80].

[11]Tabela XIII: Visão geral dos diferentes lasers utilizados em medicina dentária[ ]

Os diferentes lasers	Comprimento de onda (λ)	Afinidade	Indicações
O laser KTP	λ = 532nm	o Pigmentos o Hemoglobina	o Coagulação o Esclarecimento
O laser de díodo	λ = 650nm	o Água o Hemoglobina	o Periodontologia o Cirurgia de tecidos moles o Coagulação, o Esclarecimento
Nd: YAG Nd : YAP	λ=1064nm λ=1340nm	o Pigmentos	Cirurgia de tecidos moles
Er, Cr-YSGG	λ = 2780nm	o Água o Hidroxiapatite	Cirurgia de tecidos moles e duros
Er: YAG	λ = 2940 nm	o Água o Hidroxiapatite	Cirurgia de tecidos moles e duros
Laser de CO2	λ=10600 nm	o Água	Cirurgia de tecidos moles

Na medicina dentária conservadora, o fenómeno explorado nos procedimentos minimamente invasivos não é outro senão a foto-ablação dos tecidos duros, que se obtém através da transferência de energia elevada para a água que estes contêm.

Este fenómeno provoca um ligeiro ruído ligado à explosão das moléculas de água, o que lhe valeu o nome de "vaporização explosiva" [80].

Segundo Bertrand e Rocca, a ação do laser de Erbium YAG sobre o esmalte e a dentina resulta da absorção da radiação pela água e pelos cristais de apatite (Figura 65). Tendo em conta que os tecidos patológicos são os tecidos mais saturados de água e que o esmalte é o tecido mais mineralizado do corpo (cerca de 97% de cristais de hidroxiapatite), mais do que a dentina (70%) que, por outro lado, é muito mais rica em água, concluíram que é o laser de eleição para a preparação de tecidos duros (esmalte, dentina, osso, cemento) e para a eliminação de tecidos cariados [10].

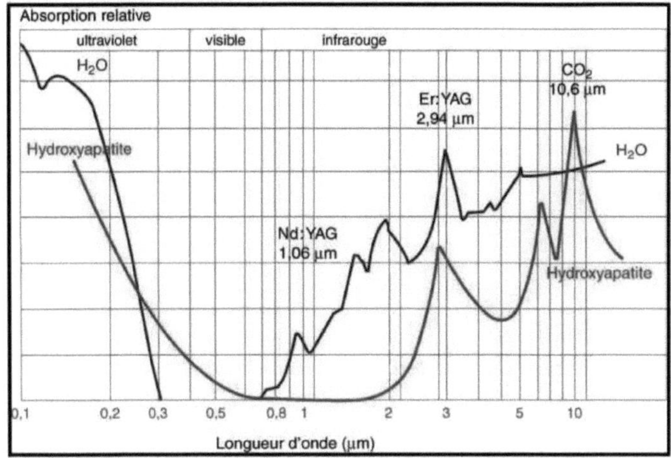

Figura 65: Espectros de absorção da água e da hidroxiapatite [10]

9.3. O laser Er:YAG

9.3.1. Apresentação

O laser Er:YAG emite no infravermelho médio com um comprimento de onda de 2.940 nm. $^{+3}$O meio ativo é uma granada de alumínio e ítrio Y3Al5O12 dopada com iões de érbio Er . ^{3}[10]O bombeamento é conseguido com um flash de luz muito intenso que corresponde a uma banda de absorção do ião Er+ incorporado no cristal. Na prática geral, o laser Er-YAG é considerado o mais versátil (Figura 66).

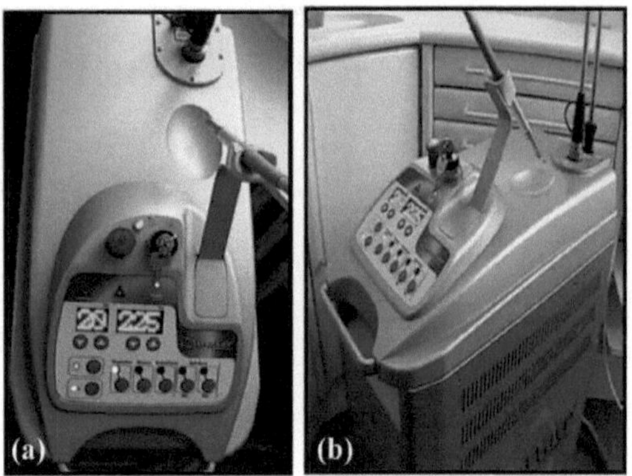

Figura 66: Laser Er-YAG no carrinho: (a) Vista frontal; (b) Vista lateral. [80]

[80]A transmissão é feita em impulsos muito curtos, de cerca de 240 microssegundos, intercalados por períodos de repouso, e a energia de cada impulso pode ser ajustada pelo operador. Quanto à transmissão, esta pode ser efectuada quer através de uma fibra ótica flexível, fácil de manusear mas frágil, quer através de um braço articulado, um pouco mais volumoso mas mais robusto. [10]Note-se que este último tem uma perda de energia mínima, ao contrário da fibra, que tem uma perda de energia relativamente elevada, de cerca de 60% (Figura 67) .

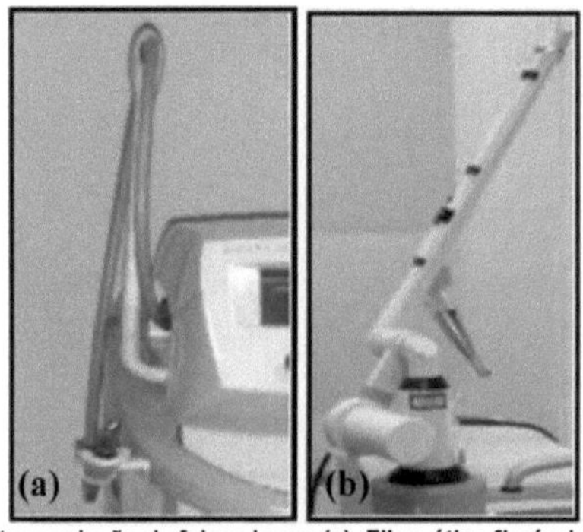

Figura 67: Tipos de transmissão de feixes laser: (a). Fibra ótica flexível (Key 3™,Kavo). [10(b) Braço articulado (Fidelis Plus™, Fotona) i

No final, será montado um contra-ângulo ótico, que assegurará a transmissão de diferentes formas:

[10]**Ou sem contacto**: a transmissão é assegurada por um espelho com uma distância focal a respeitar da ordem dos 9 a 15 mm, abaixo ou acima da qual existe o risco de perder algum do potencial de ablação (Figura 68).

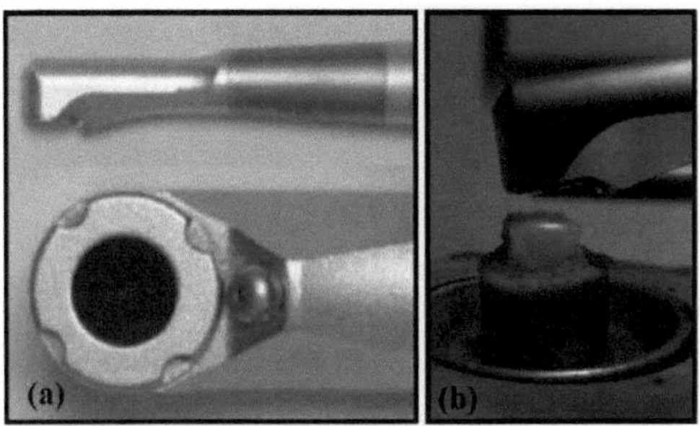

Figura 68: Transmissão laser sem contacto: (a) contra-ângulo ótico de 2060™, Kavo (b) transmissão por espelho remoto [10].

[10]**Qualquer um dos contactos**: a transmissão é assegurada por uma **ponta** especial de quartzo ou de safira (figura 69).

[80]Note-se que, por razões práticas, para facilitar o trabalho do médico, é utilizado um feixe de luz vermelha, uma vez que os infravermelhos não são visíveis a olho nu.

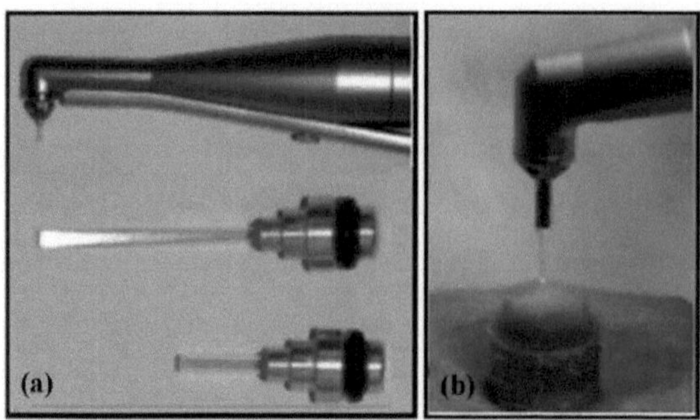

Figura 69: Transmissão por laser de contacto (a) Contra-ângulo ótico ™, Fotona: safiras; (b) Transmissão por ponta de safira [10].

9.3.2. Benefícios clínicos

Visibilidade:

Como a micro-dentisteria moderna está sujeita aos princípios da economia de tecidos, o dentista é obrigado a realizar uma monitorização contínua do seu trabalho (Figura 70).

Acompanhar esta ação com um jato contínuo de água permite-nos arrefecer e limpar a área de trabalho, o que preserva o tecido saudável subjacente [42].

Estudos efectuados por Dostalova et al. sobre as alterações da superfície do esmalte e da dentina mostraram que a irradiação com laser Er:YAG sem pulverização de água provocou microfissuras nos bordos do esmalte da cavidade, ao passo que a irradiação com pulverização de água não provocou qualquer microfissura e a ablação permaneceu localizada, sem danos térmicos identificados no esmalte ou na dentina circundante [19].

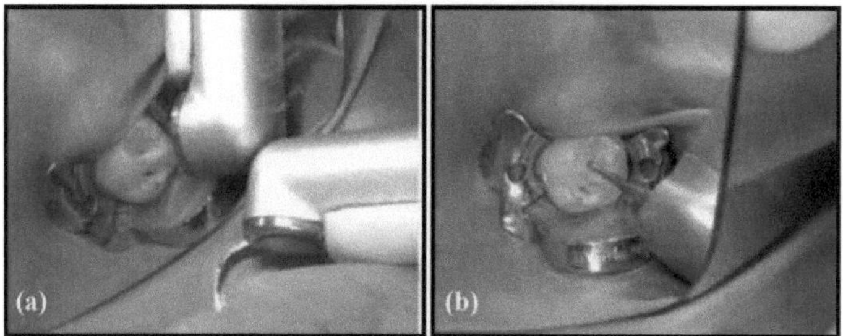

Figura 70: Comparação da visibilidade dos tratamentos convencional e a laser: (a) Boa visibilidade com o laser Er: YAG (b) Má visibilidade com a curetagem convencional [42].

Eficiência da preparação:

A escolha de utilizar o Er-YAG na medicina dentária conservadora deve-se à sua elevada absorção na água e nos cristais de apatite, ao mesmo tempo que tem um baixo poder de penetração nos tecidos, entre 2 e 15 microns. Isto explica a sua grande eficácia nos tecidos duros (Figura 71) [80]. Esta eficácia foi estudada e confirmada por Hadley et al., que compararam os diferentes preparos de cavidades de classe I, III e V, utilizando uma turbina de ar convencional, com os preparos utilizando o laser de érbio, crómio: Er, Cr: YSGG [30].

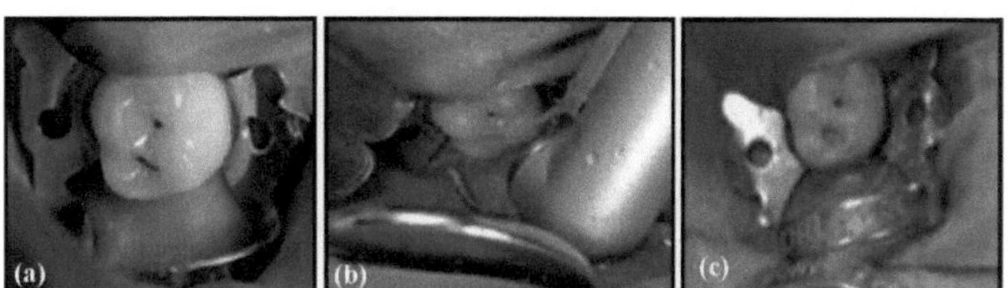

Figura 71: Tratamento a laser: (a) Colocação de um campo operatório; (b) Curetagem a laser; (c) Resultado da cavidade. [42]

[26]Estes lasers demonstraram ser adequados para técnicas de microdentística adesiva do tipo tunelamento (Figura 72).

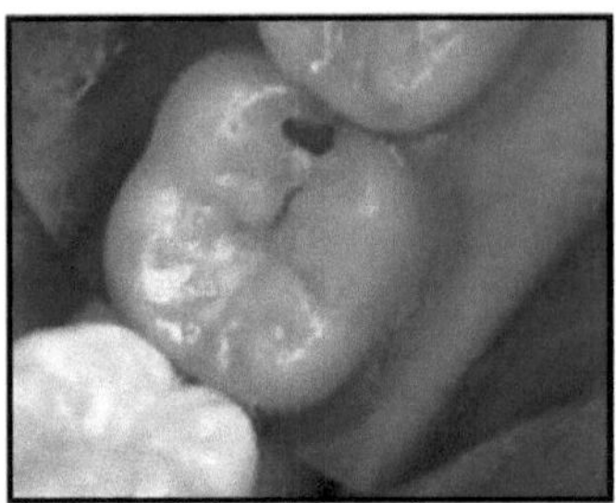

[26]Figura 72: Criação de uma cavidade em túnel com um laser Er-YAG []

O objetivo da meta-análise de 2017 de Tao e Coll foi comparar a eficácia da tecnologia laser de érbio com a técnica de fresagem tradicional na remoção de tecido cariado. Eles deduziram que o tempo de curetagem da cárie foi aumentado com os lasers de Erbium em comparação com a fresagem (diferença média: 3,48 min, com intervalo de confiança de 95%: [1,90-5,06], P <0,0001). No entanto, a tecnologia laser de érbio reduziu a necessidade de anestesia local (rácio de risco: 0, 28, com intervalo de confiança de 95%: [0,13-0,62], p
= 0,002). [81]Isto compensa o tempo total de trabalho, uma vez que a sessão começa de imediato.

Conforto do doente:

[89]O laser Er/YAG é particularmente popular entre os doentes que associam a dor à agressão auditiva e está a revelar-se popular entre os doentes mais jovens.

Em 2014, Zhegova e Rashkova realizaram um estudo clínico em adolescentes com idades compreendidas entre os 16 e os 18 anos, com o objetivo de avaliar a sua aceitação e perceção da dor durante os preparos mecânicos convencionais em comparação com os preparos com laser Er-YAG. [89]Verificaram que nenhuma das crianças solicitou anestesia local durante a preparação, e os resultados obtidos foram tais que 86,36% delas preferiram a preparação com laser e desejaram utilizá-la em tratamentos futuros (Figura 73 e 74).

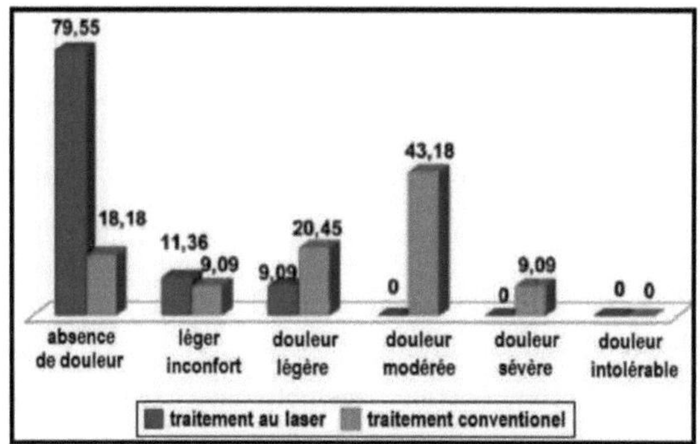

Figura 73: Distribuição percentual das crianças de acordo com a sua perceção da dor **durante o tratamento da cárie** [89].

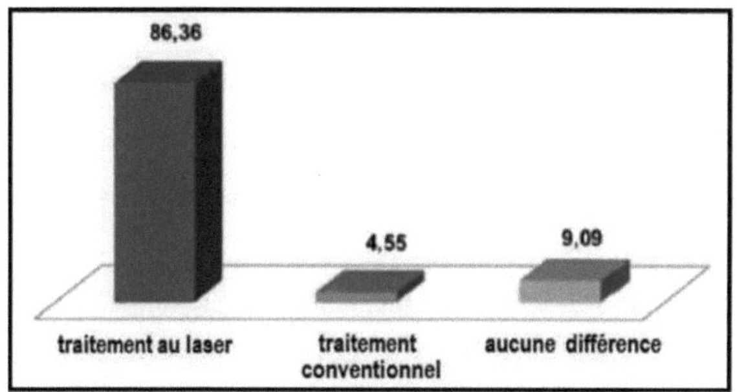

[8Figura 74: Diagrama representativo dos futuros métodos de tratamento para crianças de acordo com as suas **preferências 9**]

De acordo com a meta-análise de 2017 de Tao et al, a vibração, a visão e o som, que eram os factores de incómodo mais comuns para os pacientes durante a preparação convencional da cavidade, foram eliminados com os lasers :

- Prevalência de vibração no grupo fresagem/laser: 86,7%, 2,2%.
- Prevalência de visão em grupos de fresagem/laser: 40%, 20%.
- Prevalência de som no grupo da fresagem/laser: 62,2%, 15,6%.

No entanto, o cheiro e o sabor durante a preparação do laser aumentaram:

- Prevalência de odor no grupo da fresagem/laser: 17,8%, 66,7%.
- Prevalência do gosto no grupo da fresagem/laser: 22,2%, 42,2%.

[81]No que respeita à dor pós-operatória, o estudo não revelou qualquer diferença significativa entre os dois grupos de tratamento (RR = 0,80, IC 95%: [0,17, 3,88], P = 0,78).

Efeito bactericida:

A ação do laser de Erbium permite-nos obter uma cavidade limpa, livre de lama dentinária e de resíduos bacterianos.

Vários estudos microbiológicos foram efectuados por autores como Folwaczny em 2007 e Schoop et al em 2004 para testar o efeito bactericida de diferentes lasers. Estes estudos revelaram a ausência de bactérias até 1 mm de profundidade na dentina. Os resultados obtidos com o laser Er: YAG mostraram uma redução completa de E. Coli em 75% das amostras, bem como uma redução de *E. Faecalis.*

[42]Concluíram que este sistema é adequado para descontaminar a superfície da dentina durante a preparação da cavidade, em comparação com os métodos convencionais, onde é difícil eliminar a infeção da dentina mesmo depois de todo o tecido cariado ter sido removido. [26]Esta desinfeção da dentina contaminada reduz o risco de recorrência da cárie.

Outros autores, como Baraba et al em 2018, avaliaram ainda a eficácia destes lasers Er-YAG na eliminação de bactérias cariogénicas e dentina cariada, variando os seus modos de pulso, com um objetivo secundário de medir a temperatura durante a ablação do tecido cariado utilizando uma câmara térmica de infravermelhos.

O estudo foi efectuado com dois lasers: um primeiro laser de Er: YAG controlado por feedback de fluorescência (FFC) e um segundo laser de Er: YAG baseado na tecnologia de pulso quadrado variável (VSPt). Setenta e dois molares humanos extraídos foram utilizados aleatoriamente em 4 grupos:

- grupo 1: 400 ms (grupo FFC);
- grupo 2: superpulso curto (grupo SSP, pulso de 50 ms);
- grupo 3: impulso médio curto (grupo MSP, impulso de 100 ms);
- grupo 4: impulso curto (grupo SP, impulso de 300 ms)

Os resultados pós-tratamento de todos os grupos estavam livres de contaminação bacteriana. [9]Embora as temperaturas medidas nos grupos SSP, MSP e SP tenham sido significativamente mais elevadas do que as do grupo FFC ($P<0,001$), não foram suficientemente excessivas para afetar negativamente a saúde da polpa (Figura 75) .

[10]Segundo Bertrand e Rocca, o laser Er-YAG mantém o aumento da temperatura intra-pulpar muito abaixo do limiar biologicamente aceitável de 5°C .

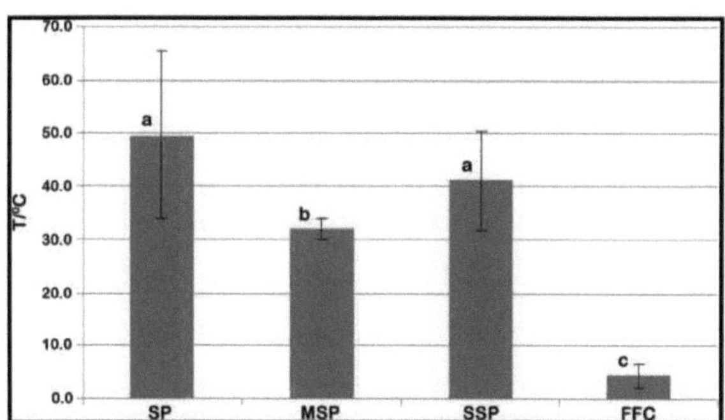

Figura 75: Temperatura média (C°) e desvios-padrão para os grupos FFC, SP, MSP e SSP [9]

Compatibilidade com sistemas adesivos:

[10]Quando se utilizou o laser Er:YAG, as observações microscópicas mostraram a ausência de lamas e detritos dentinários, bem como a presença de numerosos relevos microscópicos associados a uma maior eliminação da dentina intertubular. [10]Na literatura, tem sido sugerido que esta superfície

preparada é estéril desde o início e não necessita de ser seletivamente condicionada, podendo o sistema adesivo ser aplicado diretamente. Atualmente, no entanto, o esmalte irradiado deve ser pré-tratado com ácido ortofosfórico antes da colagem de um compósito.

Setien et al testaram a estanquidade de restaurações de compósito em cavidades de classe V preparadas com um laser Er:YAG com ou sem aplicação de ácido e utilizando uma solução de nitrato de prata.

[10]Os resultados mostraram que apenas as amostras não tratadas com ácido apresentaram uma perda de selagem do esmalte, sem que o corante ultrapassasse a espessura do esmalte.

Visuri et al. utilizaram um laser Er:YAG a 350 mJ/pulso e 6 Hz com aplicação de uma solução de ácido fosfórico a 10% durante 30 segundos.

Obtiveram uma maior resistência ao cisalhamento para a dentina tratada apenas com o laser Er:YAG. [10]Concluíram que não era necessário efetuar um pré-tratamento ácido da dentina antes da colagem de uma resina composta.

No entanto, Ceballos et al. utilizaram o mesmo protocolo mas com um laser Er-YAG com uma energia de 180 mJ/pulso e uma frequência de 2 Hz, com aplicação de ácido ortofosfórico a 35% durante 15 segundos. [10]Obtiveram valores mais elevados para a dentina irradiada e depois sujeita à ação do ácido do que para a dentina sujeita apenas à ação da radiação laser.

·Este último estudo foi confirmado por Bertrand e Rocca, que avaliaram a estanquidade de restaurações de compósito em cavidades de classe V preparadas com o laser Er:YAG com uma energia de 500 mJ/pulso 10 Hz, sob um jato de água (fluência: 44,2 J/cm2) enquanto se utilizava sistematicamente ácido. [10]Os resultados das restaurações de compósito colocadas em cavidades preparadas com o laser Er:YAG e depois tratadas com ácido ortofosfórico a 35% durante 15 segundos foram os menos sensíveis à infiltração de corante (Figura 76).

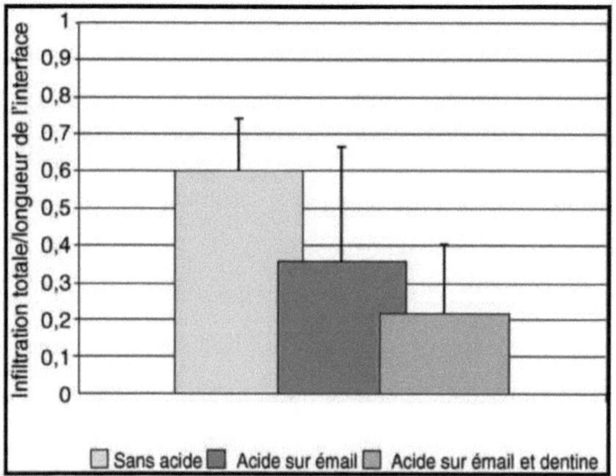

Figura 76: Selagem de restaurações de resina composta em cavidades de classe V preparadas com um laser Er:YAG [10].

[81]De acordo com a meta-análise de 2017 de Tao e Co, a perda de restauro não difere significativamente entre os sistemas de fresagem e os lasers: RR = 0,90, 95% CI: [0,21, 3,84], P = 0,89 .

Conclusão

Nas últimas décadas, o desenvolvimento do conceito de microdentisteria contribuiu para uma mudança na abordagem do tratamento de lesões cariosas.

Este desenvolvimento foi acompanhado pelo aparecimento de novas classificações que têm em conta o estádio da lesão cariosa, tais como a classificação ICDAS e a classificação SISTA. Para além disso, os avanços tecnológicos desempenharam um papel essencial no desenvolvimento e melhoria dos métodos de diagnóstico.

Os dentistas de hoje utilizam não só os métodos de diagnóstico tradicionais, mas também dispositivos inovadores baseados na transiluminação, impedância, condutividade eléctrica ou ultra-sons, que lhes permitem fazer um diagnóstico mais preciso e oferecer um tratamento adequado.

Por conseguinte, no caso de lesões cariosas precoces não cavitadas, seria aconselhável efetuar tratamentos de reversão, como a remineralização com flúor, a remineralização com fosfato de cálcio amorfo-fosfopeptídeo de caseína (ACP-CCP) e a ozonoterapia.

Mas se tal não for possível, podem ser indicados novos tratamentos não invasivos, como a micro-infiltração de resina.

Além disso, técnicas como a curetagem quimio-mecânica ou o tratamento restaurador anti-traumático (ART) para lesões cariosas incipientes em cavidades estão de acordo com os princípios da micro-dentisteria e raramente requerem anestesia, o que constitui uma grande vantagem para crianças e pacientes adultos ansiosos.

Quando os dentistas têm de trabalhar sobre os tecidos dentários, dispõem de métodos de tratamento ultra-conservadores no seu arsenal, como as micro-moagens, especialmente concebidas e destinadas à preparação de cavidades superficiais, os sistemas de abrasão a ar, os sistemas oscilatórios (abrasão por sono ou ultra-sons) e os lasers ER-YAG.

No entanto, o campo da medicina dentária está em constante evolução e o custo destes procedimentos ainda é demasiado elevado para o público em geral. Isto leva-nos a questionar se a democratização destes procedimentos poderá tornar-se obsoleta à medida que avançamos para a nova era da medicina dentária regenerativa e da engenharia de tecidos.

Referências

1. **Alammari MR, Smith PW, De Jong EDJ.** Fluorescência quantitativa induzida por luz (QLF): uma ferramenta para a deteção precoce de cáries dentárias oclusais e apoio à tomada de decisões in vivo. *JDent 2013;41(2):127-32.*
2. **Al-Swaidy MH, Salih BA.** Eficácia do papacarie na redução da contagem bacteriana total em comparação com o método rotativo convencional. *J Baghdad Coll Dent 2016;28(4):141-3.*
3. **Arvind A, Siddharth P, Kulwinder K.** Uma nova dimensão para a medicina dentária conservadora: abrasão a ar. *Indian JDent Sci 2014;6(22):124-7.*
4. **Azizi Z.** Gestão de lesões de manchas brancas utilizando a técnica de infiltração de resina: uma revisão. *Open JDent OralMed 2015;3(1):1-6.*
5. **Azrak B, Callaway A, Grundheber A, Stender E, Willershausen B.** Comparação da eficácia da remoção quimio-mecânica de cáries (Carisolv®) com a da escavação convencional na redução da flora cariogénica. *Int J Paediatr Dent 2004;14(3): 182-91.*
6. **Bader JD, James D, Shugars DA.** Uma revisão sistemática do desempenho de um dispositivo de fluorescência a laser para a deteção de cáries. *JAm Dent Assoc 2004;135(10):1413-26.*
7. **Banerjee A, Watson TF.** Abrasão a ar: os seus usos e abusos. *Dent Update 2002;29(7):340-6.*
8. **Banting D, Eggertsson H, EkstrandKR et al.** Fundamentação e provas para o sistema internacional de deteção e avaliação de cáries (ICDAS II). *Ann Arbor 2005;1001:48109-78.*
9. **Baraba A, Kqiku L, Gabric D, Verzak Z, Hanscho K, Miletic I.** Eficácia da remoção de bactérias cariogênicas e dentina cariada por ablação usando diferentes modos de lasers Er: YAG. *Braz JMedBiol*

Res 2018;51(3):e6872

10. **Bertrand MF, Rocca JP.** Laser ER : YAG e dentisteria de restauração. *EMC- Stomatologie 2005;1(2):104-15.*

11. **Bertrand MF, Rocca JP.** Lasers em medicina oral. *Real Clin 2012;23:85-94*

12. **Chala S, Bouamara R, Abdallaoui F, Antoun Z.** Métodos de diagnóstico para lesões cariosas iniciais. *Rev Odontstomatol 2004;33(4):297-310.*

13. **Clark MB, Slayton RL.** Utilização de flúor na prevenção de cáries no contexto dos cuidados primários. *JPediatr 2014;134(3):626-33.*

14. **Damen JJ, Buijs MJ, Ten Cate JM.** Acidogenicidade da placa bucal após um único enxaguamento com uma solução de bochechos com fluoreto de amina e fluoreto estanoso. *Caries Res 2002;36(1):53-7.*

15. **De Oliveira AF, De Oliveira DL, Forte FD, Sampaio FC, Ccahuana- Vásquez RA, Amaechi BT.** Efeito in situ de uma goma de mascar CPP-ACP na erosão do esmalte associada ou não à abrasão. *Clin Oral Investig 2017;21(1):339-46*

16. **Decup F, Lasfargues JJ.** Preparações e restaurações adesivas mínimas. Contribuição das técnicas sono-abrasivas. *Real Clin 2012;23(3):1-12.*

17. **Denis M, Atlan A, Attal JP.** Erosão/infiltração: um novo tratamento para as manchas brancas. *Odontologie 2012;1:1-6.*

18. **Diniz MB, Rodrigues JA, Lussi A.** Métodos tradicionais e novos de deteção de cáries. *Contemp Approach Dent Caries 2012;6:105-28.*

19. **Dostalova T, Jelinkova H, Kresja O, Hamal H.** Avaliação das alterações superficiais no esmalte e na dentina devido à possibilidade de sobreaquecimento térmico induzido pela radiação laser erbium : YAG. *Scanning Microsc 1996;10(1):285-91.*

20. **Eggertsson H, Analoui M, Van Der Veen MH, González-Cabezas**

C, Eckert GJ, Stookey GK. Deteção de cáries interproximais precoces in vitro utilizando fluorescência laser, fluorescência laser com corante e exame visual direto. *Caries Res 1999;33(3):227-33.*

21. **Ekstrand KR, Bakhshandeh A, Martignon S.** Tratamento de lesões de cárie superficiais proximais em dentes molares primários com infiltração de resina e verniz de flúor versus apenas verniz de flúor: eficácia após 1 ano. *Caries Res 2010;44(1):41-6.*
22. **Farooq I, Imran Z, Farooq U.** Abrasão a ar: técnica verdadeiramente minimamente invasiva. *Int J Prosthodont Rest Dent 2011;1(2):105-7.*
23. **Freedman G.** A medicina dentária conservadora em constante evolução. *Dent Trib Study Club 2013;1:36-40.*
24. **Frencken JE.** Tratamento restaurador atraumático e dentisteria de intervenção mínima. *Br Dent J 2017;223(3): 183-9.*
25. **Garcia-Godoy F, Hicks MJ.** Manter a integridade da superfície do esmalte: o papel do biofilme dentário, da saliva e dos agentes preventivos na desmineralização e remineralização do esmalte. *JAm Dent Assoc 2008;139:25-34.*
26. **Gaultier F, Navarro G.** Lasers em medicina dentária. *Le fil dentaire 2006;12:26- 30.*
27. **GiuriatoJB, Freitas PM, Nagaze DY, Oda M.** Avaliação in vitro da microinfiltração em restaurações classe V após preparo cavitário com alta velocidade, ultrassom e laser. *Clin Lab Res Dent 2014;20(1):39-45.*
28. **Guéders A, Geerts S.** Ozono: uma alternativa ao tratamento cirúrgico da cárie? *Act Dent Ulg 2007;37:23-33.*
29. **Guimerà A, Calderón E, Los P, Christie AM.** Método e dispositivo para medição de bioimpedância com aplicações em tecidos duros. *Physiol Meas 2008;29(6):279-90.*
30. **Hadley J, Young DA, Eversole LR, Gombein JA.** Um sistema

hidrocinético movido a laser: para remoção de cáries e preparação de cavidades. *JAm Dent Assoc 2000;131(6):777-85.*

31. **Hegde VS, Khatavkar RA.** Uma nova dimensão para a medicina dentária conservadora: abrasão a ar. *J Conserv Dent 2010;13(1):4-8.*

32. **Holmgren CJ, Roux D, Domejean S.** Tratamento restaurador atraumático (ART) Uma abordagem mínima para o tratamento de lesões cariosas. *Real Clin 2011;22(3):245-56.*

33. **Hormiere J.** Instrumentos de ótica oftálmica. *Paris: Lavoisier, 2010.*

34. **Huth KC, Paschos E, Brand K, Hickel R.** Efeito do ozono em lesões cariosas de fissuras não cavitadas em molares permanentes. Um estudo clínico prospetivo controlado. *Am JDent 2005;18(4):223-8.*

35. **Ie YV, Verdonschot EH, Schaeken MJ, Van't Hof MA.** Condutância eléctrica do esmalte das fissuras em dentes molares recentemente erupcionados relacionada com o estado de cárie. *Caries Res 1995;29(2):94-9.*

36. **Jablonski-Momeni A, Klein SM.** Desempenho in vivo do dispositivo CarieScan pro para a deteção de lesões dentárias oclusais. *Open Accs J Sci Tech 2015;3:1-6.*

37. **Jain K, Bardia A, Geetha S, Goel A.** Papacarie: Um Agente de Remoção de Cáries Quimiomecânico. *IJSS Case Rep Rev. 2015;1(9):57-60.*

38. **Javier-Moder RM, Kuntz JL.** Doenças ósseas ocupacionais. *Rev Rhum 2003;70(12):1062-9.*

39. **Jayarajan J, Janardhanam P, Jayakumar P.** Eficácia do CPP-ACP e do CPP-ACPF na remineralização do esmalte - Um estudo in vitro utilizando o microscópio eletrónico de varrimento e o DIAGNOdent®. *Indian JDentRes 2011;22(1):77-82.*

40. **Jia L, Stawarczyk B, Schmidlin PR, Attin T, Wiegand A.** Efeito da aplicação do infiltrante de cárie na resistência de união ao cisalhamento de diferentes sistemas adesivos ao esmalte sadio e desmineralizado. *JAdhes Dent 2012;14(6):569-74.*

41. **Katakam D,Priyadarshini S, Raghu R, Shetty A, Premlatadevi T, Cherukuri S.** Uma avaliação comparativa in vitro da microdureza do esmalte em refrigerantes, CPP-ACP, fluoreto de amina e fluoreto de sódio com fosfato tricálcico funcionalizado. *JEvolutionMedDent Sci 2017;6(4):273-7.*

42. **Kornblit R, Trapani D, Bossù M, Muller-Bolla M, Rocca JP, Polimeni A.** A utilização do laser de Erbium: YAG para a remoção de cáries em pacientes pediátricos seguindo conceitos de medicina dentária minimamente invasiva. *Eur J Paediatr Dent 2008;9(2):81-7.*

43. **Kronenberg O, Lussi A, Ruf S.** Efeito preventivo do ozono no desenvolvimento de lesões de manchas brancas durante a terapia com aparelhos multibraquetes. *Angle Orthod2009; 79(1):64-9.*

44. **Lam A, Tramba P.** Sono-dentistry, what else? *InfDent. 2011;34:32-5.*

45. **Lasfargues JJ, Louis JJ, Kaleka R.** Classificação das lesões cariosas de Black até ao conceito atual por locais e estádios. *EMC-Odontologie 2006:1-19 [Artigo 23-069-A-10].*

46. **Lasfargues JJ, Colon P, Lambrechts P.** Dentisteria conservadora e restauradora: uma abordagem médica global. *Paris :CdP, 2009.*

47. **Lussi A, Hellwig E, Klimek J.** Fluoretos - Modos de ação e recomendações de utilização. *Schweiz Monatsschr Zahnmed 2012;122:1030-*
6 .

48. **LussiA, Schaffner M.** Diagnóstico e tratamento da cárie. *Forum MedSuisse 2002;8:166-70.*

49. **Lussi A, Schaffner M.** Evoluções na medicina dentária restauradora.

Paris: Quintessence International, 2013.

50. **Mackenzie L, Banerjee A.** Restaurações directas minimamente invasivas: um guia prático. *Br Dent J2017;223(3):163-71.*

51. **Magnien-Grenier B.** Deve optar pela abrasão a ar? *Independente. 2003;1:40-7.*

52. **Mallet JP, Foxcroft R.** Microdentistry e sistemas ópticos. *Rev Odontostomatol 2002;31:83-107.*

53. **Manoharan V, Sivanraj AK.** Ozono dentário - Uma revolução na odontologia pediátrica. *Int JSci Res 2018;7(2):69-71.*

54. **Manton DJ.** Diagnóstico da lesão cariosa precoce. *Aust Dent J2013;58:35-9.*

55. **Marinho VC.** Eficácia dos fluoretos tópicos baseada em evidências. *Adv Dent Res 2008;20(1):3-7.*

56. **Maru VP, Shakuntala BS, Nagarathna C.** Remoção de cáries por broca quimiomecânica (Carisolv™) vs broca rotativa: Uma revisão sistemática. *Open Dent J 2015;9:462-72.*

57. **Matalon S, Feuerstein O, Calderon S, Mittleman A, Kaffe I.** Deteção de lesões de cárie cavitadas em superfícies dentárias aproximadas através de um detetor de cáries ultrassónico. *Oral Surg Oral Med Oral Pathol Oral Radiol Endod 2007;103(1):109-13.*

58. **Mentouri A, Bakli N, Belgharbi I, Rachid SID.** Remoção de cáries por um método não invasivo: o sistema Carisolv®. *Fac Med 2016;4(1):31-5.*

59. **Meyer-LueckelH, Paris S.** Progressão de lesões de cárie em esmalte artificial após infiltração com resinas fotopolimerizáveis experimentais. *Caries Res 2008;42(2):117- 24.*

60. **Millar BJ, Hodson N.** Avaliação da segurança de dois dispositivos de aplicação de ozono. *JDent 2007;35(3):195-200.*

61. **Miller C, TenCate JM, Lasfargues JJ.** Remineralização de lesões cariosas (1): o papel essencial dos fluoretos. *Real Clin 2004;15:249-61.*

62. **Mital P, Mehta N, Saini A, Raisingani D, Sharma M.** Avanços recentes na deteção e diagnóstico de cáries dentárias. *JEvo MedDent Sci 2014;3(1):177-91.*

63. **Mueller J, Yang F, Neumann K, Kielbassa AM.** Análise da topografia de superfície tridimensional de materiais e procedimentos de acabamento após infiltração resinosa de lesões subsuperficiais de esmalte bovino. *Quintessence Int 2011;42(2):135-47.*

64. **Murakami C, Bonecker M, Corrêa MSNP, Mendes FM, Rodrigues CRMD.** Efeito do verniz e gel fluoretado na erosão dentária em dentes decíduos e permanentes. *Arch Oral Biol 2009; 54(11):997-1001.*

65. **Néri JD, Lomba E, Karam AM, de Almeida Reis SR, Marchionni AM, Medrado AR.** Influência da ozonioterapia no processo de reparo tecidual: uma revisão de literatura. *J Oral Diagn 2017;2(1):1-6.*

66. **Neumeyer S, Gernet W.** Wissenschaft-Minimal-Invasive Praparationstechnik. *ZWR-Das Deutsche Zahnarzteblatt 2001;110(3):130-3.*

67. **Nhu NV, Hong TP, Le AQ, Minh ST, Thu PN.** O efeito do fosfopeptídeo de caseína-fosfato de fluoreto de cálcio amorfo na remineralização de lesões de cárie artificiais: um estudo in vitro. *JDent Indones 2017;24(2):45-9.*

68. **Ntovas P, Doukoudakis S, Tzoutzas J, Lagouvardos P.** Evidências fornecidas para o uso de instrumentos oscilantes em odontologia restauradora: uma revisão sistemática. *Eur JDent 2017;11(2):268-73.*

69. **Paris S, Meyer-Lueckel H.** Mascaramento de lesões de manchas brancas no esmalte labial por infiltração de resina - Um relatório clínico. *Quintessence Int. 2009; 40(9):713-8.*

70. **Peruchi C, Santos-Pinto L, Santos-Pinto A, Barbosa e Silva E.** Avaliação dos padrões de corte produzidos em dentes decíduos por um

sistema de abrasão a ar. *Quintessence Int 2002;33(4):279-83.*

71. **Pitts NB, Ekstrand KR.** Sistema Internacional de Deteção e Avaliação da Cárie (ICDAS) e o seu Sistema Internacional de Classificação e Gestão da Cárie (ICCMS) - métodos para o estadiamento do processo de cárie e que permitem aos dentistas gerir a cárie. *Community Dent Oral Epidemiol 2013;41(1):41-52.*
72. **Pretty IA.** Deteção e diagnóstico da cárie: novas tecnologias. *JDent 2006;34(10):727-39.*
73. **Reynolds EC.** Fosfopeptídeo de caseína - fosfato de cálcio amorfo: a evidência científica. *Adv Dent Res 2009;21(1):25-9.*
74. **Santos-Pinto L, Peruchi C, Marker VA, Cordeiro R.** Efeito do desenho da ponta da peça de mão na eficiência de corte de um sistema de abrasão a ar. *Am J Dent 2001;14(6):397-401.*
75. **Schelle F, Polz S, Haloui H, Braun A, Dehn C, Frentzen M, Meister J.**

   Aplicação do laser pulsado ultracurto (USPL) em medicina dentária: investigações básicas das taxas e limiares de ablação em tecidos duros orais e materiais de restauração.

   Lasers MedSci 2014;29(6):1775-83
76. **Schneider H, Albert M, Busch M, Haefer M, Jentsch H.** Infiltração de lesões de cárie naturais com monómero em condições simuladas da cavidade oral. *JDent Res 2008;24(3):164.*
77. **Sghaier T, Ben Abdallah MA.** Estudo comparativo da composição físico-química de vinte marcas de água embalada comercializadas na Tunísia. *JNew Sci Agri Biotech 2018;56(3):3671-86*
78. **Singh S, Singh DJ, Jaidka S, Somani R.** Avaliação clínica comparativa do agente de remoção de cáries quimiomecânico Papacarie® com o método convencional na população rural da Índia: estudo in vivo. *Braz J Oral Sci 2011;10(3):193-8.*

79. **Sorvari R, Meurman JH, Alakuijala P, Frank RM.** Efeito do verniz e da solução de flúor na erosão do esmalte in vitro. *Caries Res 1994;28(4):227-32.*

80. **Stroumza JM.** Contribuição dos lasers na medicina dentária. *Atual Odontstomatol 2015;272:2-14.*

81. **Tao S, Li L, Yuan H, et al.** Tecnologia laser de érbio versus perfuração tradicional para remoção de cáries: uma revisão sistemática com meta-análise. *J Evid Based Dent Pract 2017;17(4):324-34.*

82. **TasseryH, Slinami A, Acquaviva M, Cautain C, Beverini MN, Terrer E.** Metodologia de diagnóstico em cariologia. Contribuição das novas tecnologias. *Real Clin 2014;25(2):129-37.*

83. **Tassery H, Victor JL, Coudert G, Brouillet JL, Koubi S.** Dentisterie restauratrice a minima. *EMC - Odontologie 2006:1-13 [Artigo 23-145-A-05].*

84. **Thakre G, Reddy MG, Kulkarni M, Chaudhari S, Vidhale S.** Avaliação histobacteriológica do avanço frontal de dentina cariada: Escavação feita com e sem uso de corante revelador de cárie. Um estudo comparativo in vitro. *JDent Res Sci Develop 2015;2(2):22-5.*

85. **Tiwari S, Avinash A, Katiyar S, Iyer AA, Jain S.** Aplicações dentárias da terapia com ozono: Uma revisão da literatura. *Saudi JDent Res 2017;8(1-2):105-11.*

86. **Wu J, Donly ZR, Donly KJ, Hackmyer S.** Profundidade de desmineralização usando QLF e um novo software de processamento de imagem. *Int JDent. 2010;2010:1-7.*

87. **Yanikoglu FÇ, Õztürk F, Hayran O, Analoui M, Stookey GK.** Deteção de lesões naturais de cárie de mancha branca por um sistema ultrassónico. *Caries Res 2000;34(3):225-32.*

88. **Zero DT, Fontana M, Martinez-Mier EA et al.** A biologia, prevenção, diagnóstico e tratamento da cárie dentária: avanços

científicos nos Estados Unidos. *J Am Dent Assoc 2009;140:25-34.*

89. **Zhegova GG, Rashkova MR, Yordanov BI.** Perceção do tratamento de cáries dentárias com laser Er-YAG em adolescentes - uma avaliação clínica. *JIMAB Ann Proceed Sci Papers 2014;20(1):500-3.*

Referências na Internet :

90. **Azogui-Levy S, Baillon-Javon E, Beley G.** Strategies for preventing dental caries [Online]. *[Acedido em 10/07/2018], Disponível em URL: https://www.has-sante.fr/portail/upload/docs/application/pdf/2010-10/corriges_rapport_cariedentaire_version_postcollege-10sept2010.pdf*

91. **Castot A, Rouleau-Quenette A, Broca O, Rebiere I.** Utilização do fluord na prevenção da cárie dentária antes dos 18 anos [Online]. *[Acedido em 10/07/2018], Disponível em URL: https://ansm.sante.fr/var/ansm_site/ storage/original/application/7db1d82db 7f5636b56170f59e844dd3a.pdf*

92. **Dental Achat.** O especialista para os seus produtos e equipamentos dentários [Online]. *[Acedido em 14/10/2018], disponível em URL: https://www.dentalachat.com/*

93. **GC.** GC Tooth Mousse, GC Mi Paste Plus e GC Dry Mouth [Online]. *[Acedido em 05/08/2018], Disponível em URL: https://www.tooth-mousse.fr/ F_frame.html?https://www.tooth-mousse.fr//*

94. **Icon® DMG.** Infiltração de cáries [Online]. *[Acedido em 13/05/2018], Disponível em URL: http://docplayer.fr/20248369-Traiter-les-taches-blanches-stopper-les-caries-debutantes-icon-l-infiltration-des-caries.html*

95. **Martin JR.** Classificação de cárie de G.V. Black [Online]. *[Acedido em 11/03/2018], Disponível em URL: https://dentodontics.com/2015/ 02/26/g-v-blacks-classification-of-carious-lesions/*

96. **Rey G.** O princípio do Laser [Online]. *[Acedido em 14/10/2018], Disponível em URL: https://journal-stomato-implanto.com/content/le-principe-du- laser-0*

97. **Rocha L, Garcez J, Torres O.** Tratamento micro-invasivo com técnica de infiltração de resina [Online]. *[Acedido em 04/11/2018], Disponível em URL: https://ipj. quintessenz. de/poster946.pdf*

98. **Serviço de Consulta e Avaliação Dentária da USAF.** Peça de mão de abrasão a ar Airbrator [Online]. *[Acedido em 22/08/2018], Disponível em URL: https://www.airforcemedicine.af.mil/Portals/1/Documents/DECS/Product_Ev al uations/Equip/Air_Abrasion/Airbrator_Air_A brasion.pdf.*

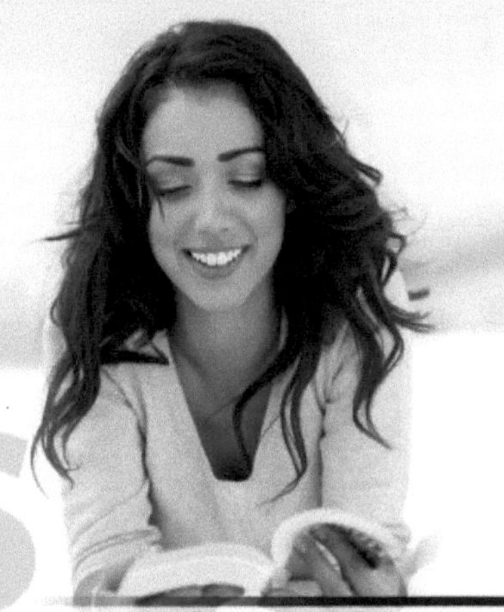

I want morebooks!

Buy your books fast and straightforward online - at one of world's fastest growing online book stores! Environmentally sound due to Print-on-Demand technologies.

Buy your books online at
www.morebooks.shop

Compre os seus livros mais rápido e diretamente na internet, em uma das livrarias on-line com o maior crescimento no mundo! Produção que protege o meio ambiente através das tecnologias de impressão sob demanda.

Compre os seus livros on-line em
www.morebooks.shop

info@omniscriptum.com
www.omniscriptum.com

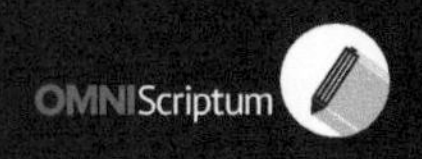

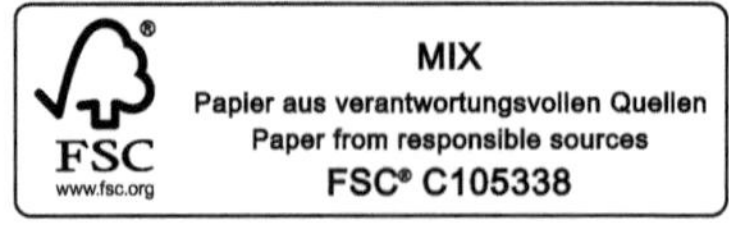

Printed by Books on Demand GmbH, Norderstedt / Germany